JN081909

疲労回復の専門医が選ぶ

健康本ベストセラー

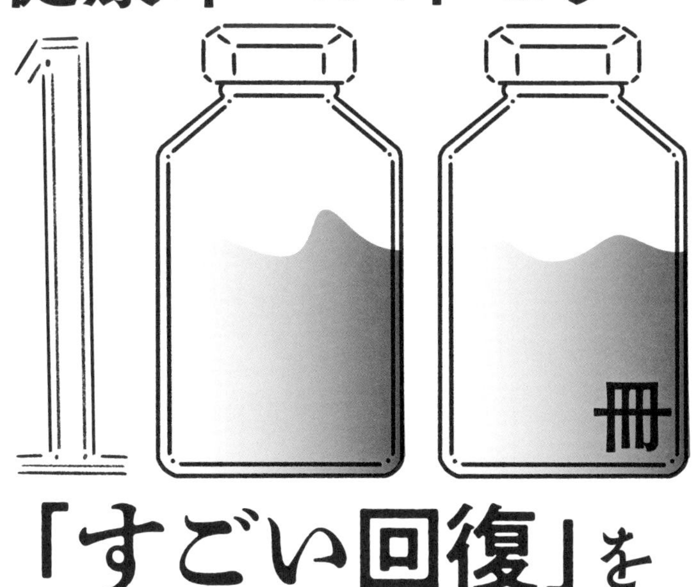

「すごい回復」を1冊にまとめた本

東京疲労・睡眠クリニック 院長

梶本修身

ワニブックス

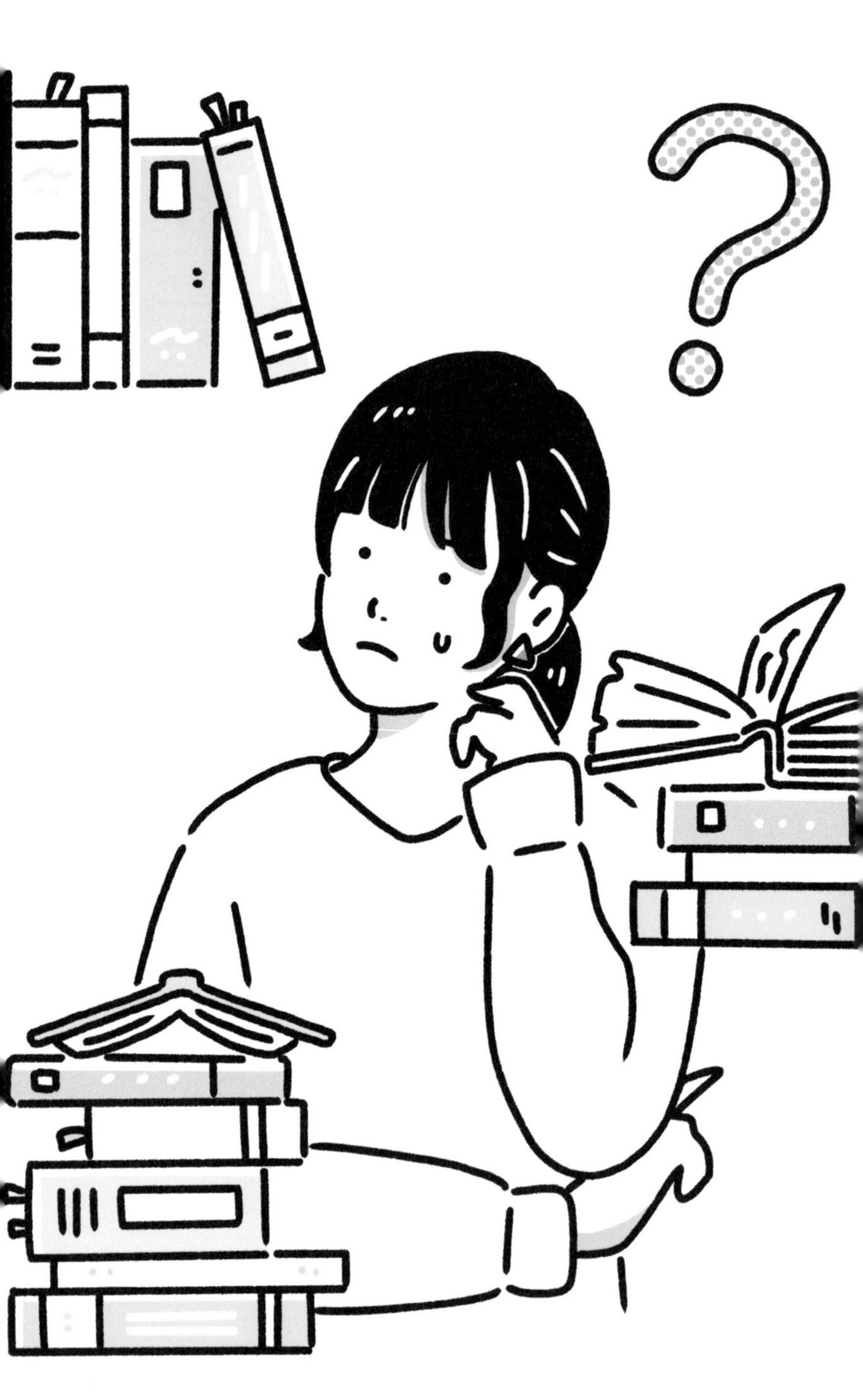

世の中、情報だらけ！
何を読んだらいいのか
全然わからない

疲れに効く食べ物って何？　たまった疲れを解消するにはどうすればいいの？　いくつになっても若々しくいるためには——。
答えを求めて本やネットを見ればいろいろなことが書いてあるけれど、一体どれが正しい情報なのだろう。
わからなくなること、ありませんか？

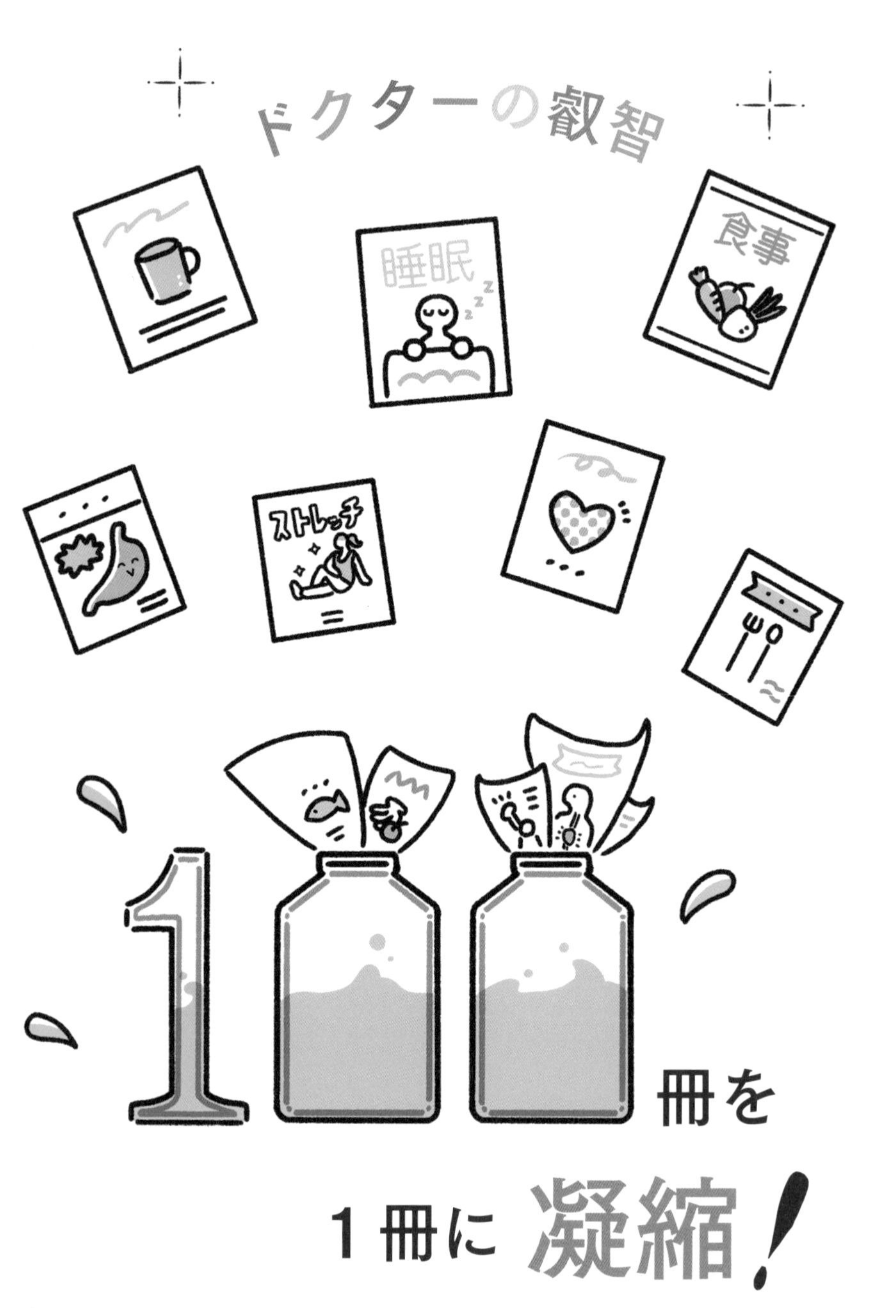
ドクターの叡智
睡眠
食事
ストレッチ
100冊を
1冊に凝縮！

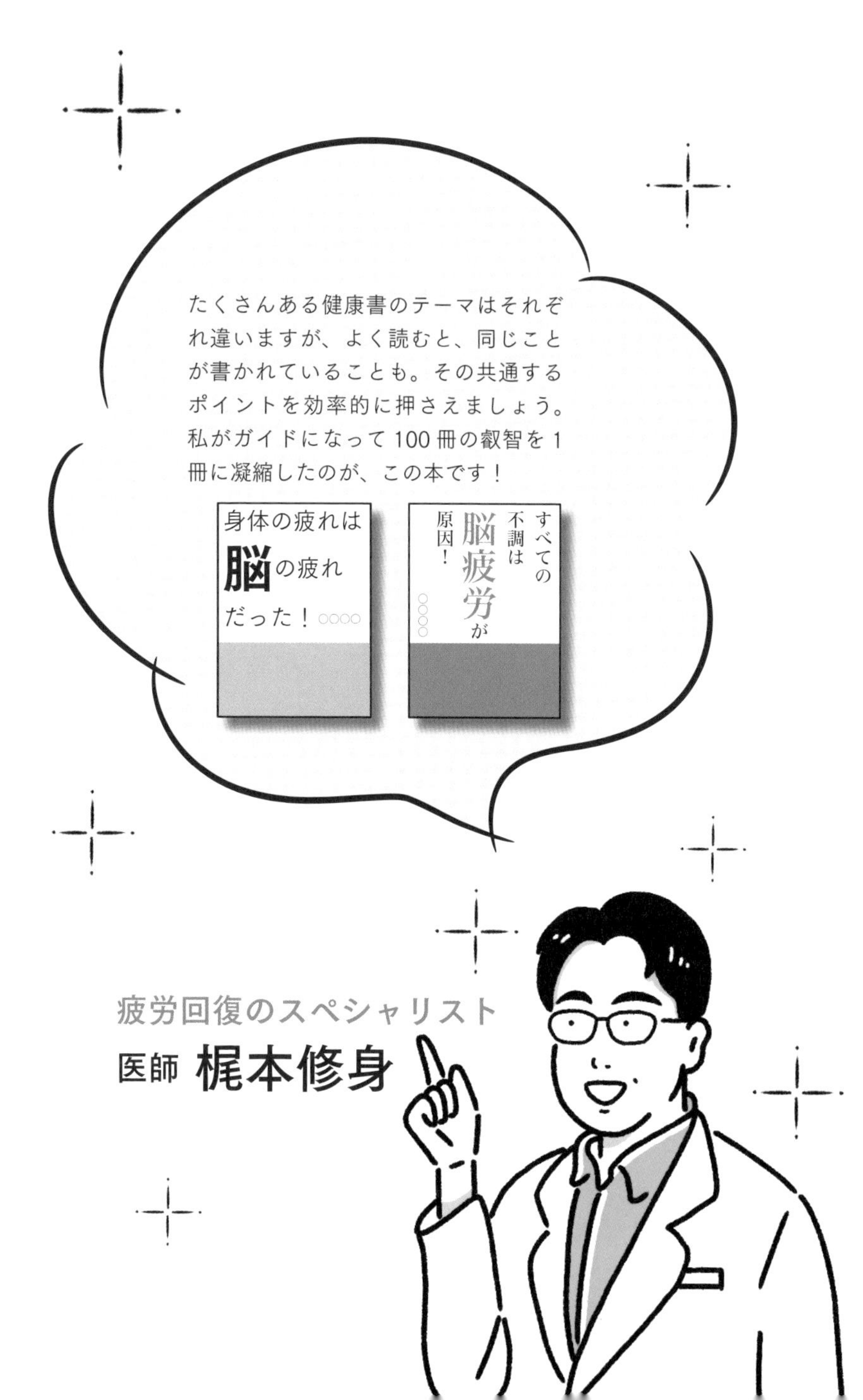
たくさんある健康書のテーマはそれぞれ違いますが、よく読むと、同じことが書かれていることも。その共通するポイントを効率的に押さえましょう。私がガイドになって100冊の叡智を1冊に凝縮したのが、この本です！
身体の疲れは脳の疲れだった！○○○○
すべての不調は脳疲労が原因！○○○○
疲労回復のスペシャリスト
医師 梶本修身

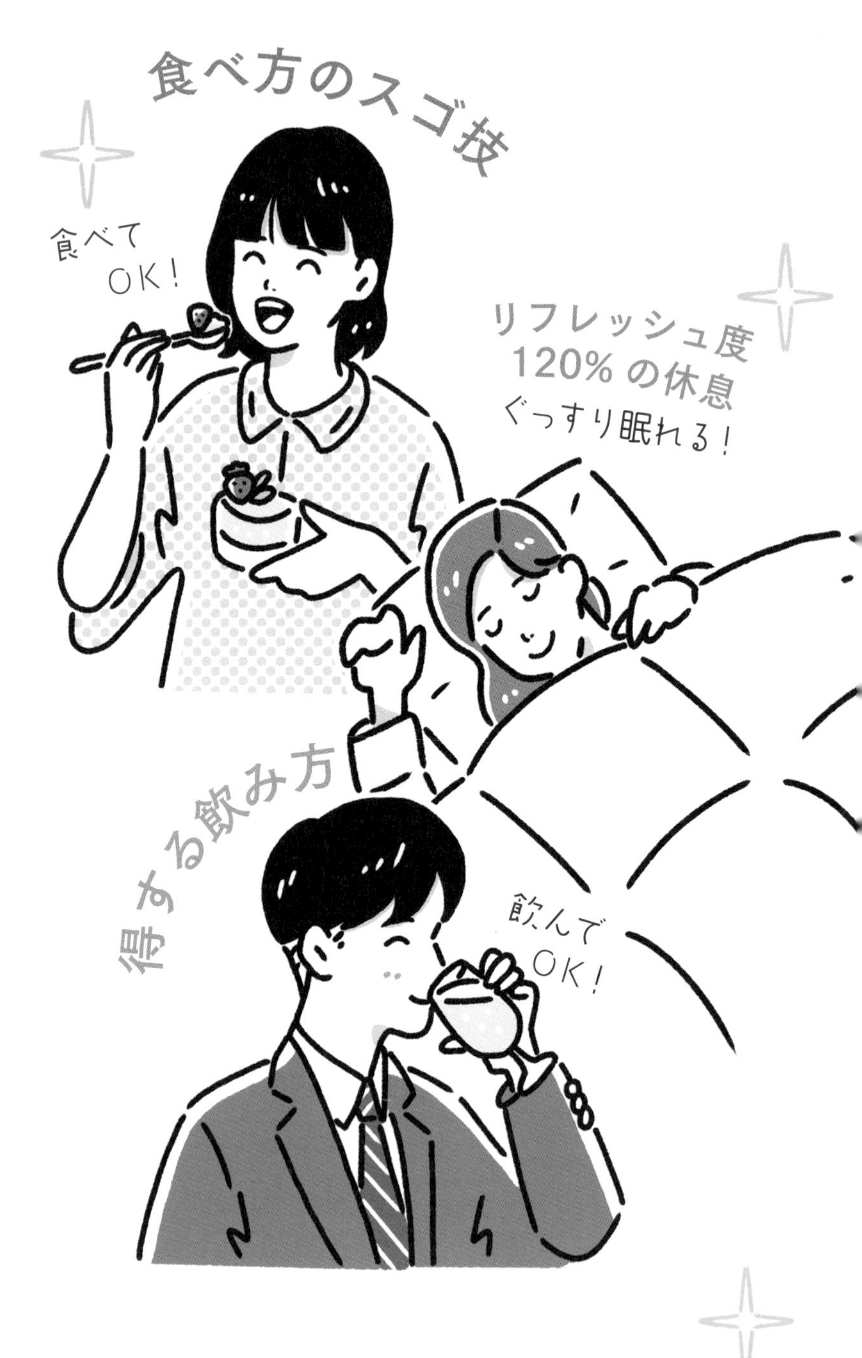
食べ方のスゴ技
食べて
OK！
リフレッシュ度
120％の休息
ぐっすり眠れる！
得する飲み方
飲んで
OK！

この本が目指すのは、「すごい回復法」をお伝えすること。100冊の健康書のなかから、疲労回復、疲れにくい体づくりにつながるメソッドを厳選しました。
「疲れの正体は何なのか」という話からはじまり、日々の生活のなかでできる「疲れの取り方」、疲れをやわらげ、より健康になる「食べ方のスゴ技」、疲労をひと晩で解消する「ぐっすり眠るコツ」、疲労にも不健康にもつながる肥満を解消するための「ダイエットのウソ・ホント」など、効率的に回復する方法を一挙に公開します！

すごい回復法が載っている

すごい100冊をご紹介！

まずは

Chapter 1 で紹介する本

―疲れの正体って何だろう？―

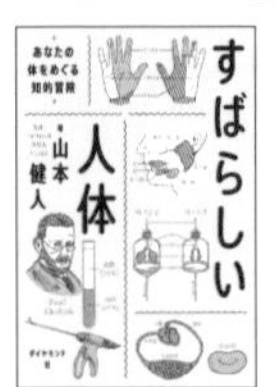

『すばらしい人体
あなたの体をめぐる
知的冒険』
山本健人

➡ P.32

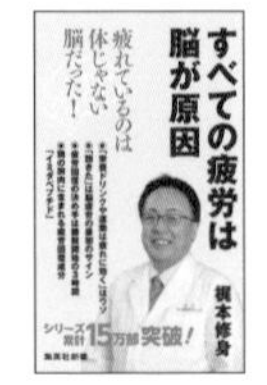

『すべての疲労は
脳が原因』
梶本修身

➡ P.33

『疲労と回復の科学』
渡辺恭良、水野敬

➡ P.35

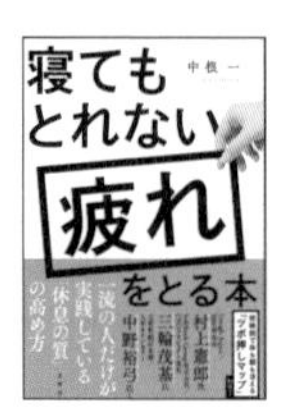

『寝てもとれない
疲れをとる本』
中根一

➡ P.36

―回復には「ほどほど」が大事―

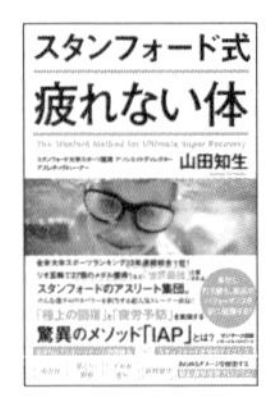

『スタンフォード式
疲れない体』
山田知生

➡ P.40

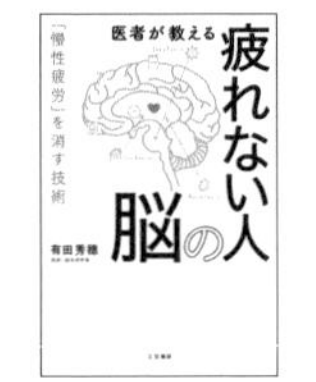

『医者が教える
疲れない人の脳』
有田秀穂

➡ P.42

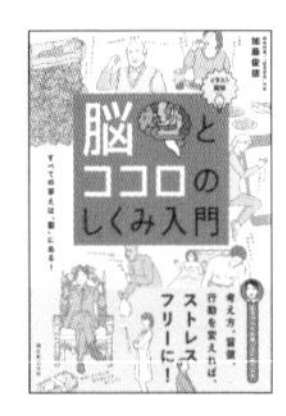

『イラスト図解
脳とココロの
しくみ入門』
加藤俊徳（監）

➡ P.44

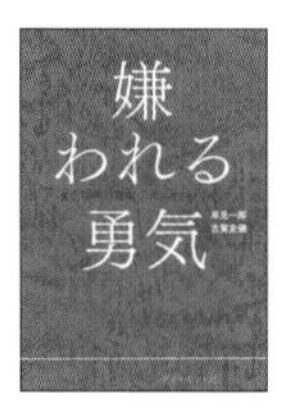

『嫌われる勇気
自己啓発の源流「アドラー」
の教え』
岸見一郎、古賀史健

➡ P.45

―自律神経が目覚める朝のおすすめ習慣―

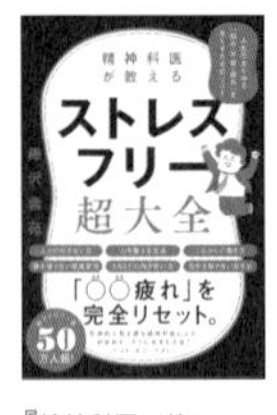

『精神科医が教える
ストレスフリー
超大全』
樺沢紫苑

➡ P.48

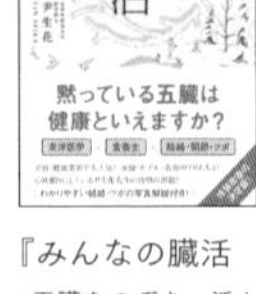

『みんなの臓活
-五臓をのぞき、活かす-』
尹生花

➡ P.49

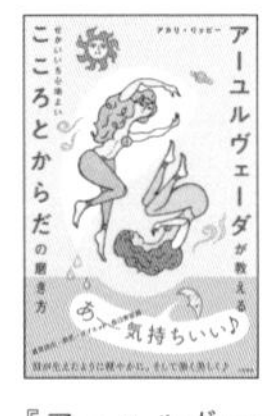

『アーユルヴェーダ
が教える　せかいい
ち心地よい　こころ
とからだの磨き方』
アカリ・リッピー

➡ P.50

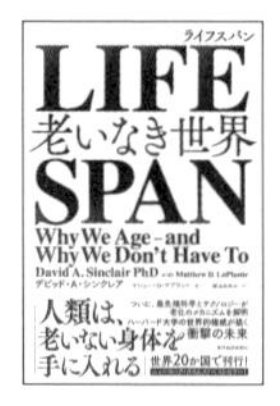

『LIFESPAN
老いなき世界』
デビッド・A・シンクレア、マシュー・D・ラプラント、梶山あゆみ（訳）

➡ P.51

―空腹は回復に効く？―

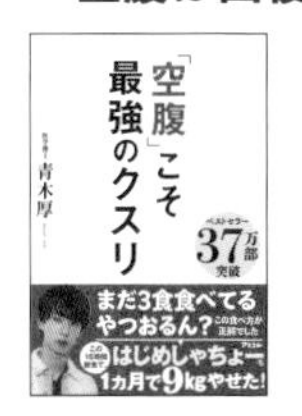

『「空腹」こそ
最強のクスリ』
青木厚

➡P.54

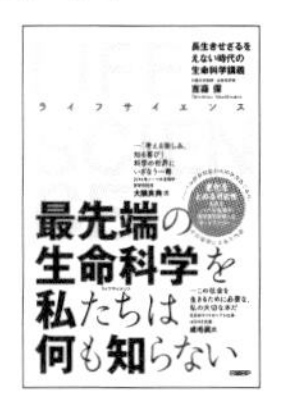

『LIFE SCIENCE』
吉森保

➡P.55

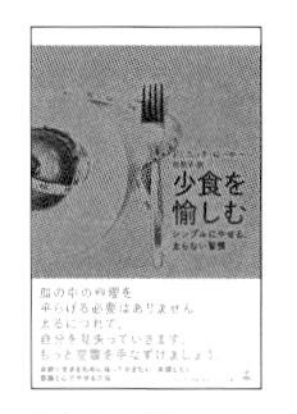

『少食を愉しむ』
ドミニック・ローホー、原秋子（訳）

➡P.57

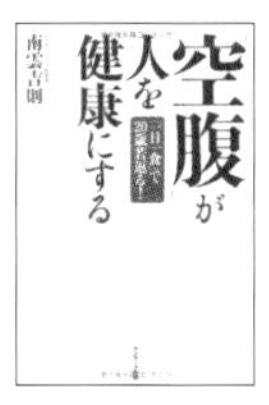

『「空腹」が
人を健康にする』
南雲吉則

➡P.59

―疲れているのは腎臓だった？―

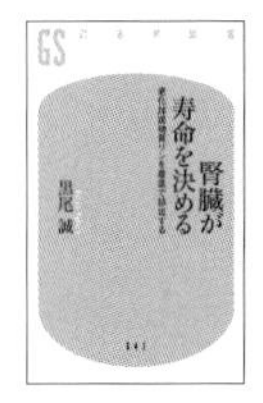

『腎臓が
寿命を決める』
黒尾誠

➡P.62

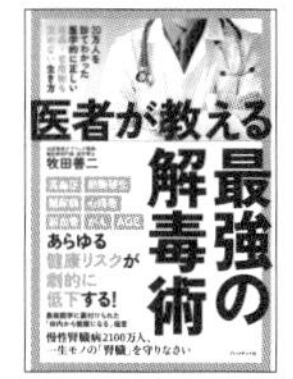

『医者が教える
最強の解毒術』
牧田善二

➡P.64

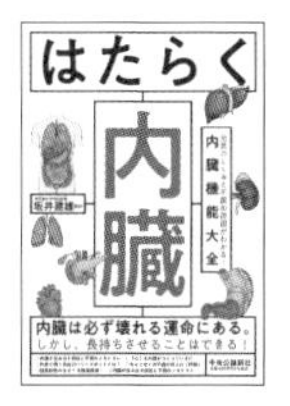

『はたらく内臓』
坂井建雄（監）

➡P.65

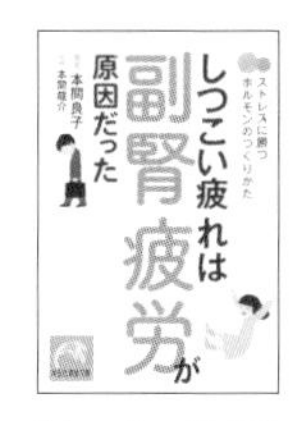

『しつこい疲れは
副腎疲労が
原因だった』
本間良子、本間龍介（監）

➡P.67

―いちばんの健康法って、結局どれ？―

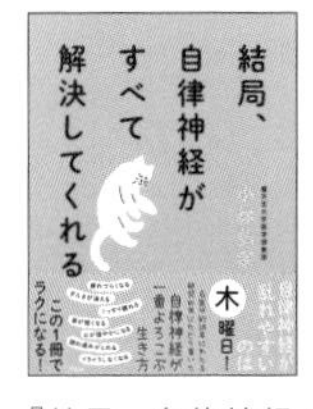

『結局、自律神経が
すべて解決して
くれる』
小林弘幸

➡P.70

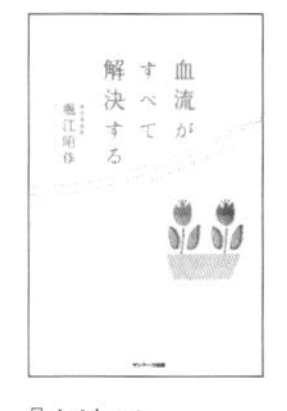

『血流が
すべて解決する』
堀江昭佳

➡P.71

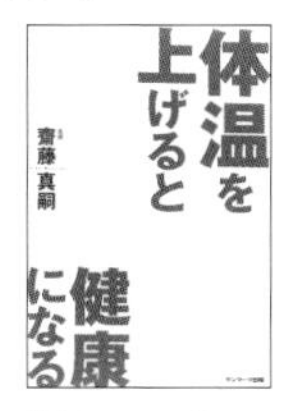

『体温を上げると
健康になる』
齋藤真嗣

➡P.73

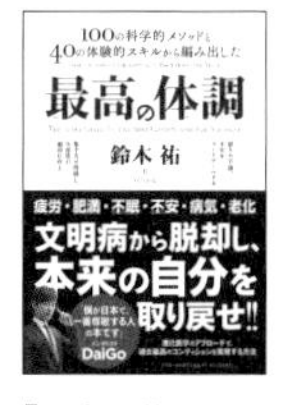

『最高の体調』
鈴木祐

➡P.75

Chapter 2 で紹介する本

―疲労回復に効く食材は？―

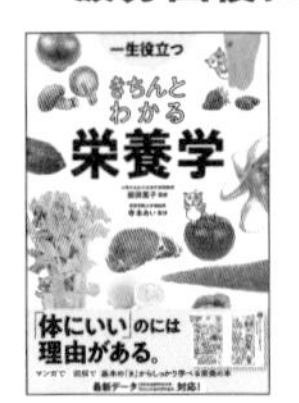

『一生役立つ
きちんとわかる
栄養学』
飯田薫子、寺本あい
（監）

➡P.80

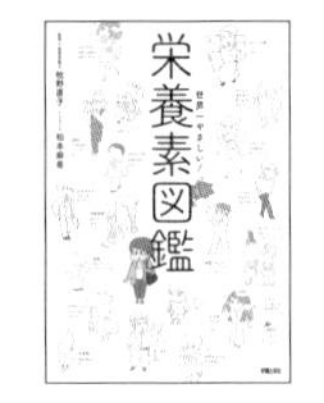

『世界一やさしい！
栄養素図鑑』
牧野直子（監）

➡P.82

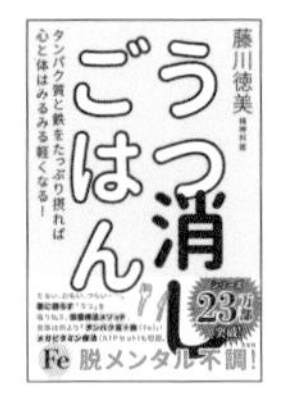

『うつ消しごはん』
藤川徳美

➡P.83

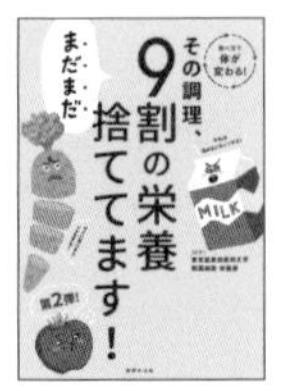

『その調理、9割の
栄養捨ててます！』
東京慈恵会医科大学
附属病院栄養部（監）

➡P.85

―食事のコツは「血糖値」―

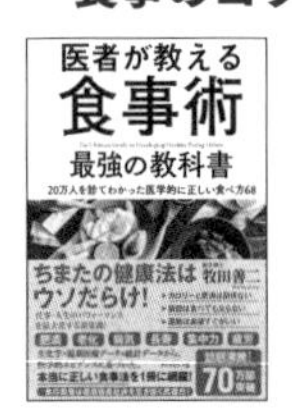

『医者が教える
食事術
最強の教科書』
牧田善二

➡P.88

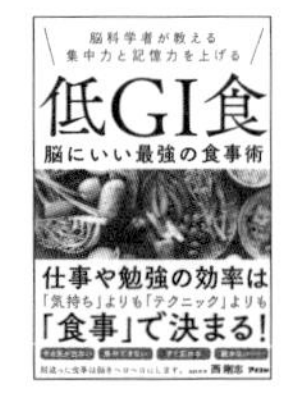

『低 GI 食
脳にいい
最強の食事術』
西剛志

➡P.89

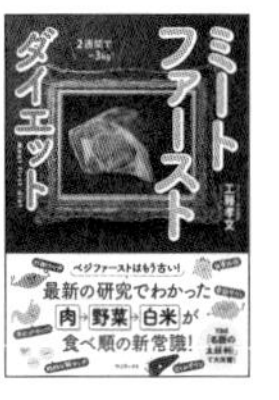

『ミートファースト
ダイエット』
工藤孝文

➡P.91

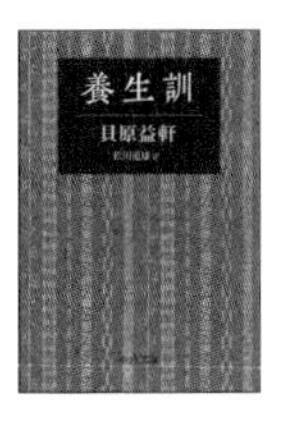

『養生訓』
貝原益軒、松田道雄
（訳）

➡P.93

―食べるものより食べる時間？―

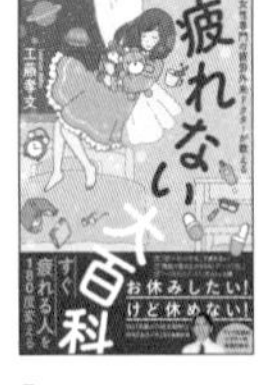

『疲れない大百科
-女性専門の疲労外来
ドクターが教える-』
工藤孝文

➡P.96

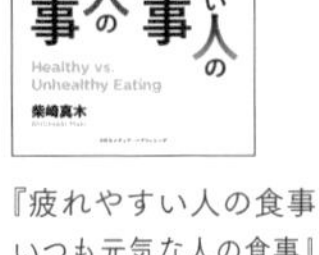

『疲れやすい人の食事
いつも元気な人の食事』
柴崎真木

➡P.97

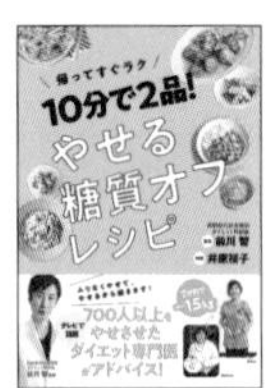

『10 分で 2 品！
やせる糖質オフ
レシピ』
前川智（監）、井原裕子

➡P.100

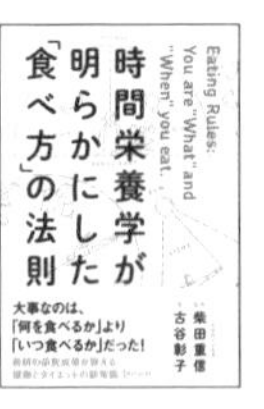

『時間栄養学が
明らかにした
「食べ方」の法則』
古谷彰子、柴田重信
（監）

➡P.100

ー真の回復は胃腸の改善からー

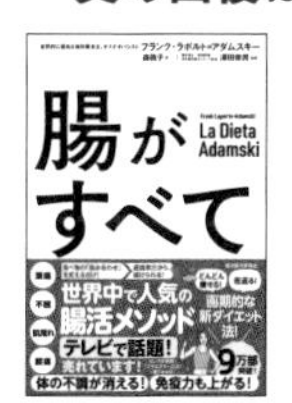

『腸がすべて』
フランク・ラポルト＝アダムスキー、森敦子（訳）、澤田幸男（監）

➡P.104

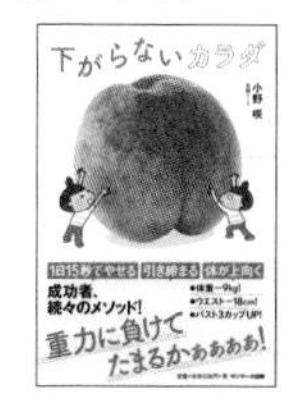

『下がらないカラダ』
小野咲

➡P.105

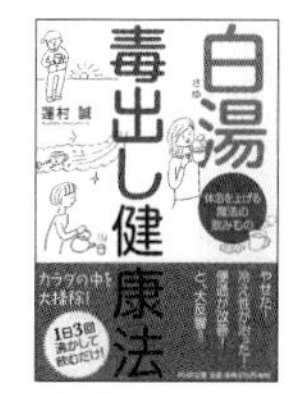

『白湯（さゆ）毒出し健康法』
蓮村誠

➡P.106

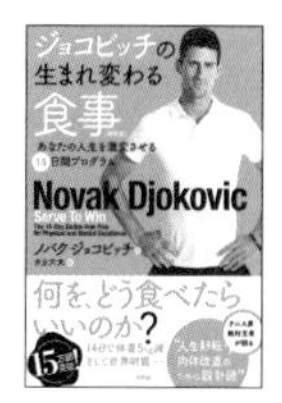

『ジョコビッチの生まれ変わる食事[新装版]』
ノバク・ジョコビッチ、タカ大丸（訳）

➡P.106

ーやっぱり「菌活」は大事ー

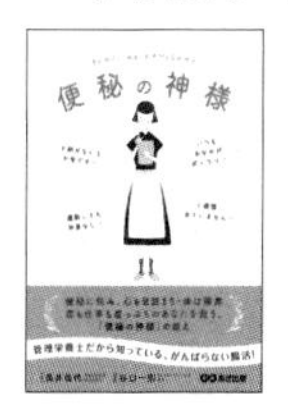

『便秘の神様』
長井佳代、谷口一則（監）

➡P.110

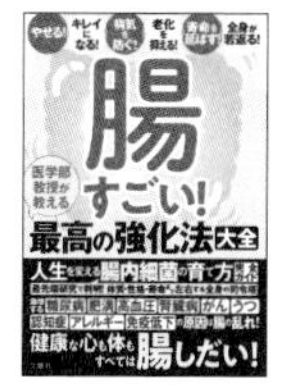

『腸すごい！　医学部教授が教える最高の強化法大全』
内藤裕二、小林弘幸、中島淳

➡P.112

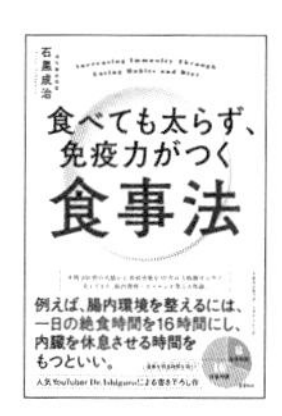

『食べても太らず、免疫力がつく食事法』
石黒成治

➡P.113

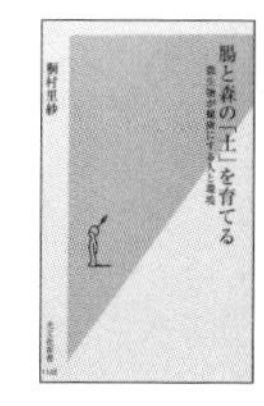

『腸と森の「土」を育てる』
桐村里紗

➡P.113

ー食べ方は年齢とともに変えるべき？ー

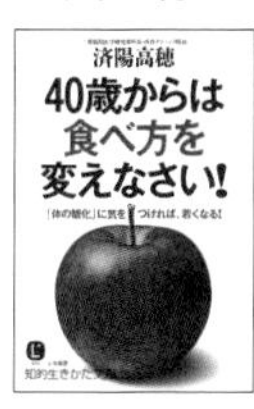

『40歳からは食べ方を変えなさい！』
済陽高穂

➡P.118

『ずっと元気でいたければ60歳から食事を変えなさい』
森由香子

➡P.120

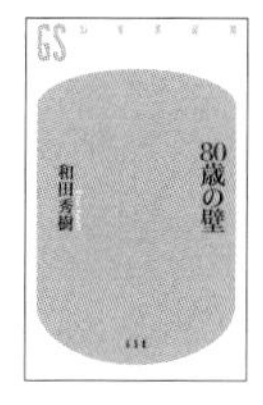

『80歳の壁』
和田秀樹

➡P.122

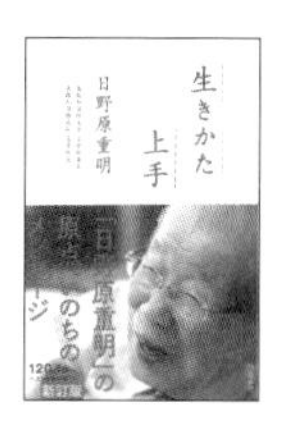

『生きかた上手　新訂版』
日野原重明

➡P.123

Chapter 3 で紹介する本

―間食はとる？　とらない？―

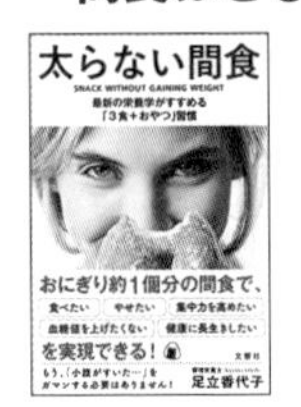

『太らない間食
最新の栄養学がすすめる
「3食＋おやつ」習慣』
足立香代子

➡ P.128

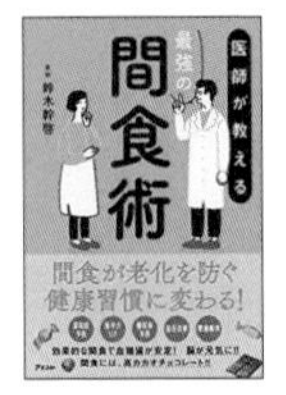

『医師が教える
最強の間食術』
鈴木幹啓

➡ P.129

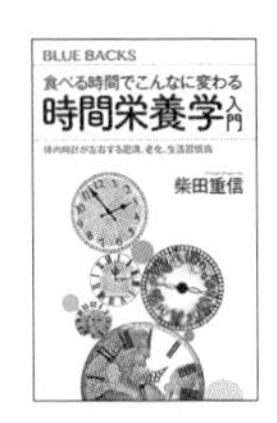

『食べる時間で
こんなに変わる
時間栄養学入門』
柴田重信

➡ P.130

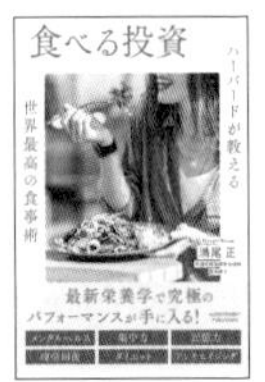

『食べる投資
ハーバードが教える
世界最高の食事術』
満尾正

➡ P.132

―栄養ドリンクで体は本当に回復する？―

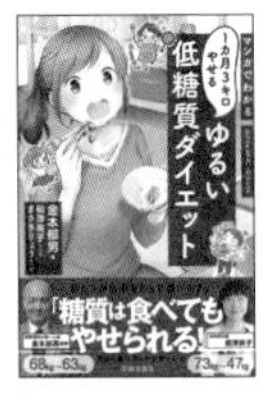

『マンガでわかる
1カ月3キロやせる
ゆるい低糖質ダイエット』
金本郁男、柳澤英子（レシピ）、まさきりょう（マンガ）

➡ P.136

『3か月で自然に
痩せていく仕組み』
野上浩一郎

➡ P.137

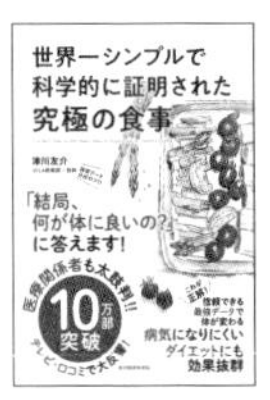

『世界一シンプルで
科学的に証明された
究極の食事』
津川友介

➡ P.138

『即やせ確定！
週末だけ
ダイエット』
石本哲郎

➡ P.140

ーお酒は少量なら飲んでも大丈夫？ー

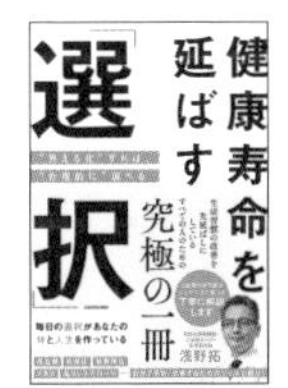

『健康寿命を延ばす「選択」』
浅野拓

➡ P.144

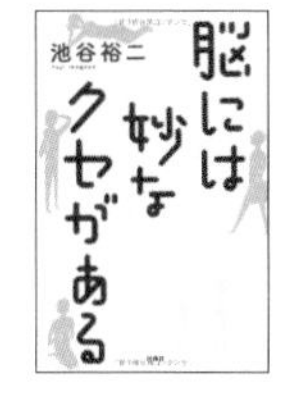

『脳には妙なクセがある』
池谷裕二

➡ P.146

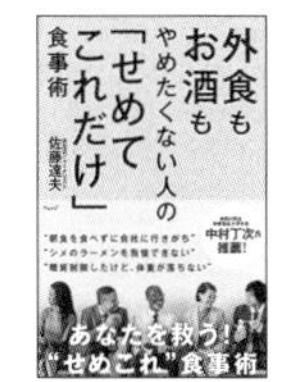

『外食もお酒も
やめたくない人の
「せめてこれだけ」
食事術』
佐藤達夫

➡ P.147

『「そろそろ、
お酒やめようかな」と
思ったときに読む本』
垣渕洋一

➡ P.148

ーお酒で本当に太るの？ー

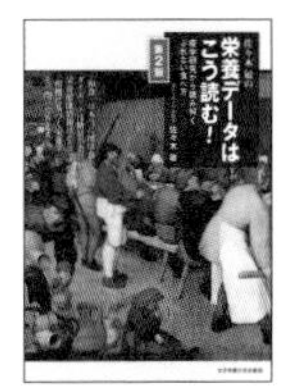

『佐々木敏の
栄養データは
こう読む！　第2版』
佐々木敏

➡ P.152

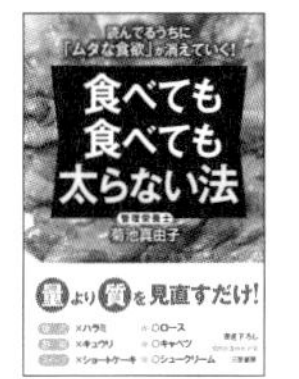

『食べても食べても
太らない法』
菊池真由子

➡ P.153

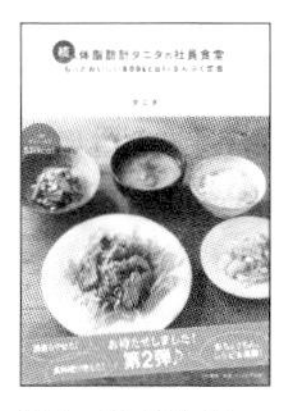

『続・体脂肪計
タニタの社員食堂』
タニタ

➡ P.154

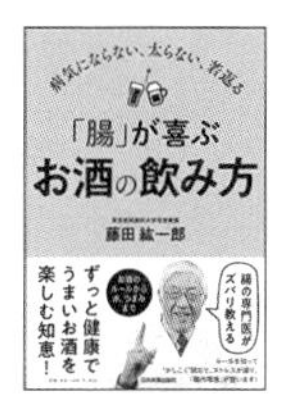

『「腸」が喜ぶ
お酒の飲み方』
藤田紘一郎

➡ P.155

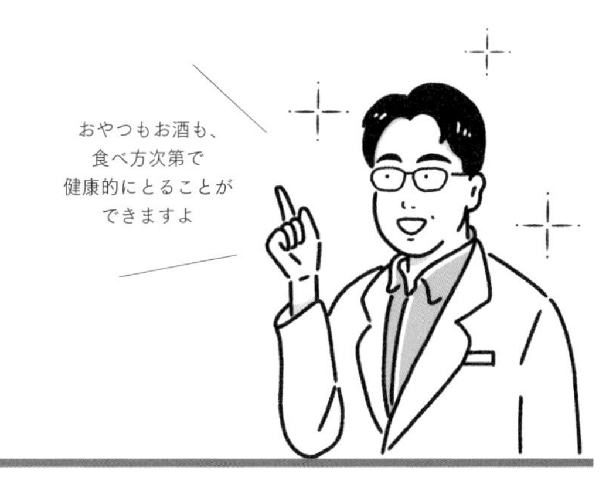

Chapter 4 で紹介する本

―結局、何時間睡眠が正解？―

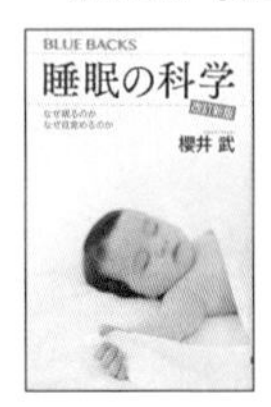

『睡眠の科学
改訂新版』
櫻井武

➡ P.160

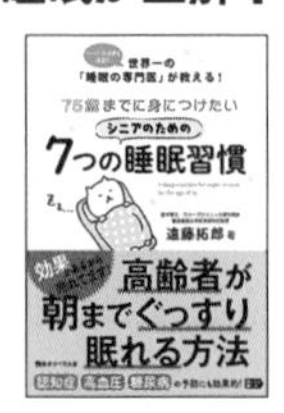

『75歳までに身につけたい
シニアのための
7つの睡眠習慣』
遠藤拓郎

➡ P.162

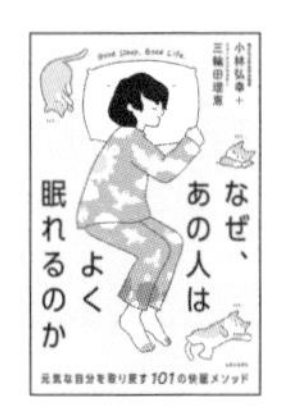

『なぜ、あの人は
よく眠れるのか』
小林弘幸、三輪田理恵

➡ P.163

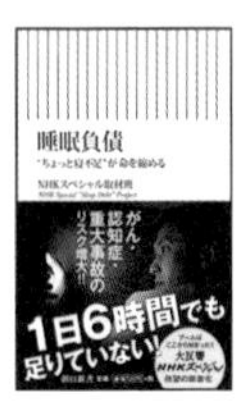

『睡眠負債
"ちょっと寝不足"が
命を縮める』
NHKスペシャル取材班

➡ P.164

―環境から睡眠の質を改善！―

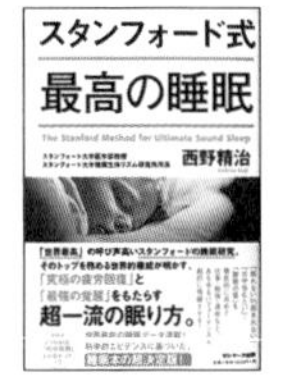

『スタンフォード式
最高の睡眠』
西野精治

➡ P.168

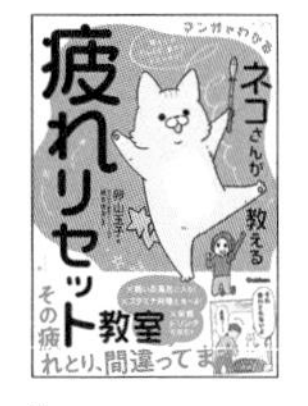

『マンガでわかる
ネコさんが教える
疲れリセット教室』
卯山玉子、梶本修身（監）

➡ P.170

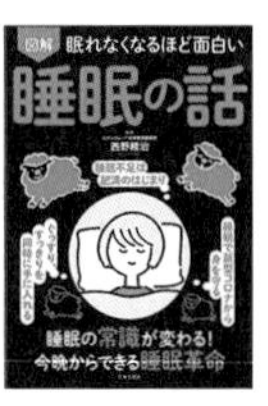

『眠れなくなるほど面白い
図解　睡眠の話』
西野精治（監）

➡ P.171

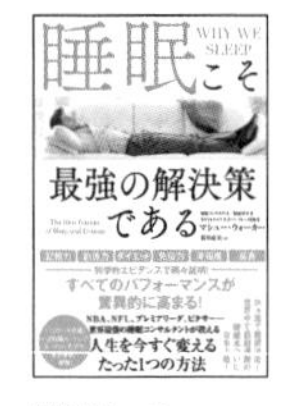

『睡眠こそ
最強の解決策である』
マシュー・ウォーカー、桜田直美（訳）

➡ P.172

ー行動から睡眠の質を改善！ー

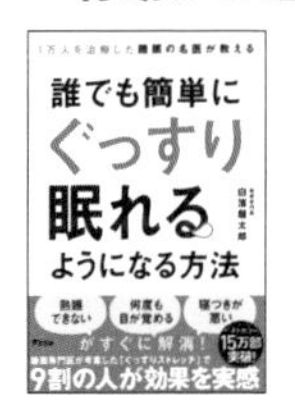

『1万人を治療した
睡眠の名医が教える
誰でも簡単にぐっすり
眠れるようになる方法』
白濱龍太郎

➡P.176

『絶対に死ぬ私たち
がこれだけは知って
おきたい健康の話
「寝る・食う・動く」を整える』
若林理砂

➡P.177

『働くあなたの
快眠地図』
角谷リョウ

➡P.179

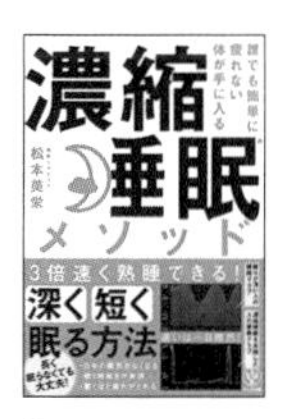

『誰でも簡単に
疲れない体が手に入る
濃縮睡眠®メソッド』
松本美栄

➡P.180

ー湯舟に浸かって発汗！　それ正解？ー

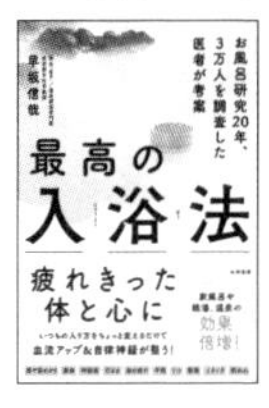

『最高の入浴法』
早坂信哉

➡P.184

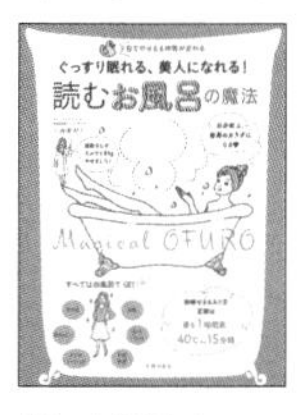

『ぐっすり眠れる、
美人になれる！
読む　お風呂の魔法』
小林麻利子

➡P.185

『オトナ女子の不調をなくす
カラダに
いいこと大全』
小池弘人（監）

➡P.186

『東洋医学式
カラダとココロの
整え方』
鈴木知世

➡P.186

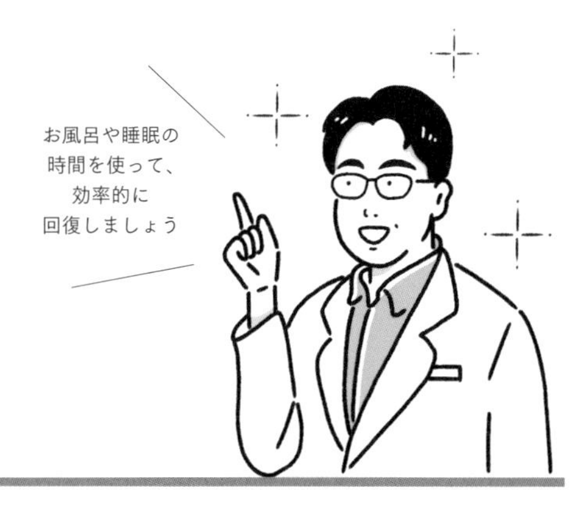

Chapter 5 で紹介する本

成功するダイエットとは？

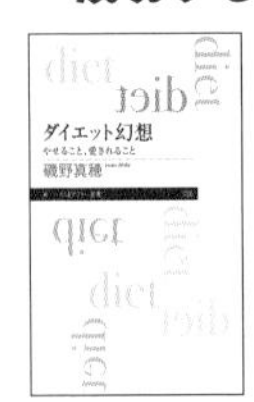

『ダイエット幻想』
磯野真穂

→P.192

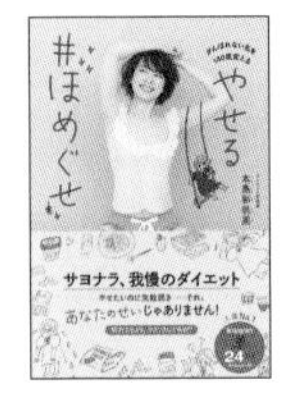

『がんばれない私を
180度変える！
やせる ＃ほめぐせ』
本島彩帆里

→P.194

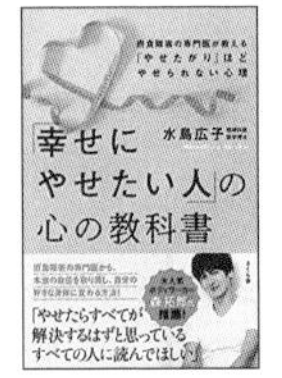

『「幸せに
やせたい人」の
心の教科書』
水島広子

→P.195

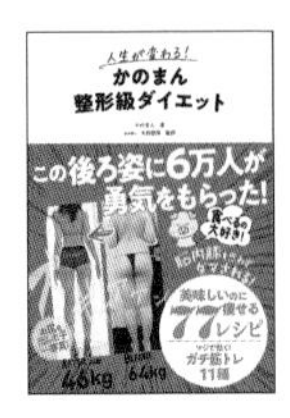

『人生が変わる！ かのまん整形級ダイエット』
かのまん、大和田潔・
京角省吾（監）

→P.197

体重を落とす最適解は食事制限？

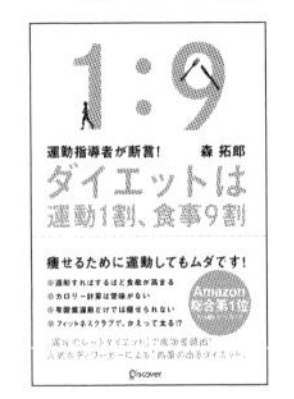

『運動指導者が断言！
ダイエットは
運動1割、食事9割』
森拓郎

→P.200

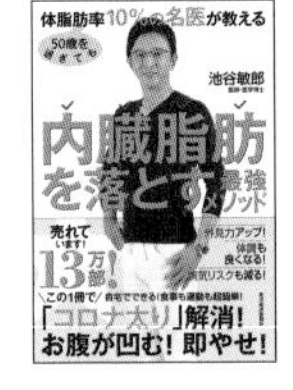

『内臓脂肪を落とす
最強メソッド』
池谷敏郎

→P.201

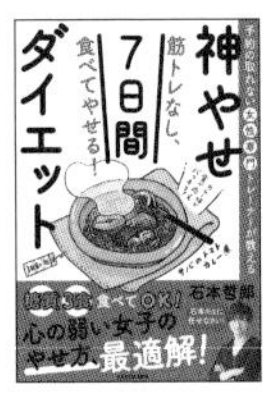

『筋トレなし、食べてやせる！
神やせ
7日間ダイエット』
石本哲郎

→P.203

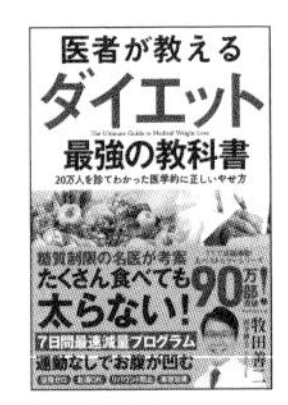

『医者が教える
ダイエット
最強の教科書』
牧田善二

→P.205

運動前のストレッチは逆効果？

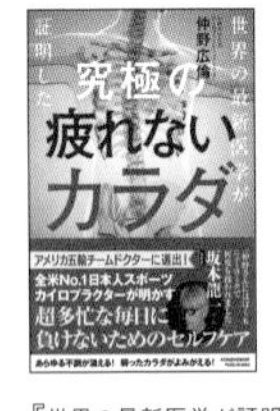

『世界の最新医学が証明した
究極の
疲れないカラダ』
仲野広倫

→P.208

『背骨の医学
すべての疾患は
背骨曲がりから』
山口正貴

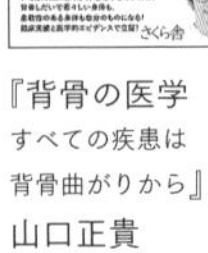

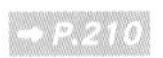

→P.210

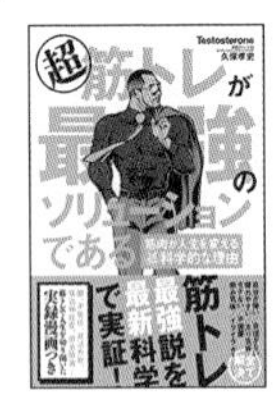

『超 筋トレが
最強のソリューション
である』
Testosterone・久保孝
史、福島モンタ（マンガ）

→P.213

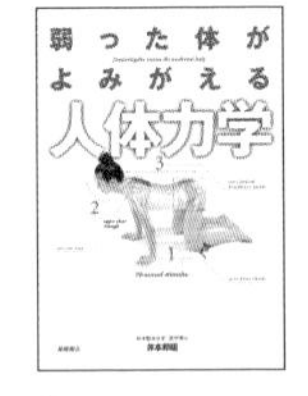

『弱った体がよみがえる
人体力学』
井本邦昭

→P.213

Column で紹介する本

－何歳からでも筋肉は育つ！－

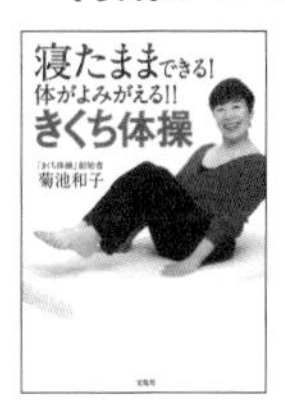

『寝たままできる！
体がよみがえる!!
きくち体操』
菊池和子

➡P.76

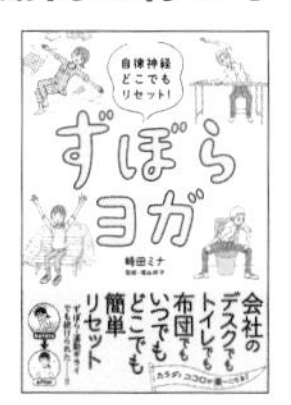

『自律神経どこでもリセット！
ずぼらヨガ』
崎田ミナ、福永伴子（監）

➡P.76

－１日１杯、みそ汁を－

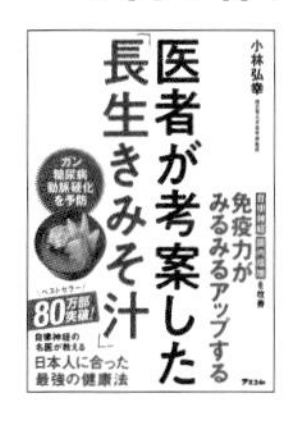

『医者が考案した
「長生きみそ汁」』
小林弘幸

➡P.124

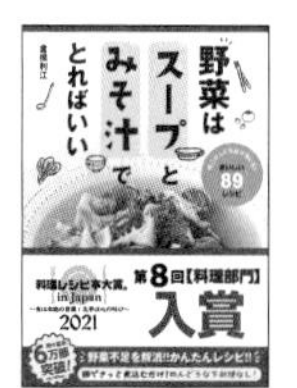

『野菜はスープと
みそ汁でとればいい』
倉橋利江

➡P.124

－低糖質スイーツは正義？－

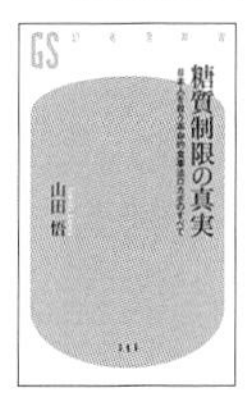

『糖質制限の真実』
山田悟

➡P.156

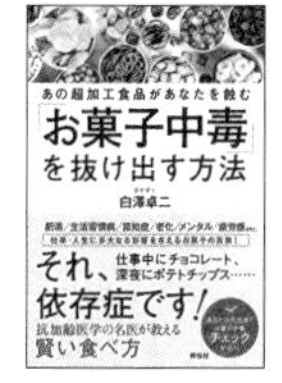

『「お菓子中毒」を
抜け出す方法』
白澤卓二

➡P.156

－運動は疲労か、回復か－

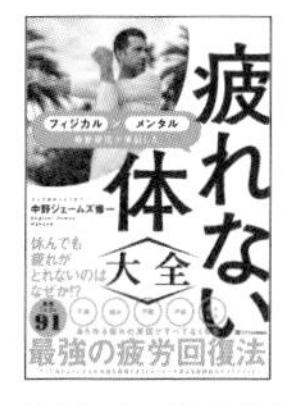

『疲れない体大全』
中野ジェームズ修一

➡P.188

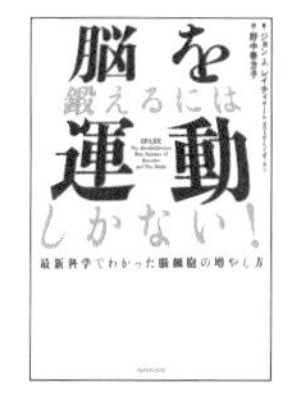

『脳を鍛えるには
運動しかない！』
ジョンJ.レイティ、エリック・ヘイガーマン、野中香方子（訳）

➡P.188

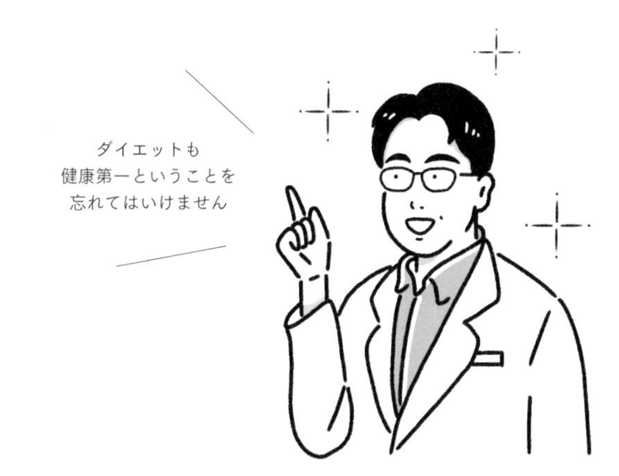

はじめに

はじめまして。医師の梶本修身です。

「ん？　名前を聞いたことがあるような……」と思った方は、もしかしたら、明石家さんまさん司会の『ホンマでっか!?　TV』などのテレビ番組で見かけてくださったのかもしれません。

本業は、疲労についての研究と、都内で疲労と睡眠に特化したクリニックの運営を行っています。

クリニックには、たっぷり疲労を抱えた方がたくさんいらっしゃいます。たまった疲れがなかなか取れないとか、眠りが浅くなって、寝ても寝ても疲れが取れない、とか。また、テレビ番組の収録に参加したときに、タレントさんから疲労回復にいい食事などを相談されることもあります。

疲労というのはとても身近な悩みです。ところが、「疲労の原因は乳酸だ」とか、「栄養ドリンクで疲れを回復しよう」とか、まだまだ誤解が多いのです。

ちなみに、乳酸は疲労物質ではありません。最近出版された本でも間違って書かれているものがありますが、そうした本は、残念ながら知識がアップデートされていないのです（栄養ドリンクについてはChapter3をご参照ください）。

この本では、編集の方と私とで選んだ100冊の健康書を紹介しながら、「すごい回復」、つまりは疲労回復に有用な情報をお伝えしていきます。

ここで、大事なことをお伝えしなければいけません。この本で伝えたい「回復」法には2つの意味合いがあります。

一つは、短期的な疲労回復法。「回復」と聞いて、みなさんがまずイメージされるのがこちらだと思います。疲れたからひと休みしよう、というようなことですね。

もう一つが、もっと長期的な回復です。例えば、腎臓、血管、腸といった大事な臓器の働きを若く保つとか、老化の根本的な原因となるものを遠ざける、とか。つまりは、健康長寿を目指す回復法です。

この両方の「回復」に効く方法をお伝えしていきますので、「今感じている疲れを取りたい」、そして「仕事や生活上のパフォーマンスを上げたい」という人にとっても、「健康で長生きしたい」という人にとっても、今日から使える技やためになる情報がきっと見つかると思います。

さて、本書は次のような５つのChapterに分かれています。

Chapter 1

まず押さえるべき「すごい回復」基本のキーワード

「疲れるってどういうことなの？」という素朴な疑問からはじまり、疲労回復の基本をお伝えします。

Chapter 2

アップデートしたい「食べ方のスゴ技」

疲労回復に効く食事、疲労を招く食事とは？糖質制限、時間栄養学、腸活などの最新知識も紹介します。

Chapter 3

小さなコツほど覚えたい！「間食・お酒のスゴ技」

間食、お酒は体にいいのか、悪いのか。デメリットを知ったうえで、賢く付き合えば、実は疲労回復につながります。

Chapter 4

リフレッシュ度120％の「疲れない睡眠・お風呂」

疲れを癒す、いちばんの習慣が睡眠と入浴です。その効果を最大限に発揮するための方法をお伝えします。

Chapter 5

やせたい人ほど陥りやすい
「運動・ダイエットの勘違い」

間違ったダイエット、間違った運動は、かえって疲れやすい体をつくります。知識を更新しておきましょう。

疲労回復や睡眠については自分自身の専門分野ですから、これまでに培った知見も織り交ぜながら厳選した情報をお伝えしています。一方、栄養やダイエットについては専門ではありませんが、医師としての視点で、正しい、有用な情報をピックアップしました。

「なるほど！」と気になる情報がありましたら、ぜひ紹介している書籍のほうも読んでみてください。さらにくわしい知識とためになる情報を得られるはずです。

ではさっそく、さまざまな回復法を本書で学んでいきましょう！

Chapter 1が回復の「基本」なので、最初から順に読み進めるといちばんスムーズですが、気になるChapterからパラパラと読みはじめても、もちろんOKです。

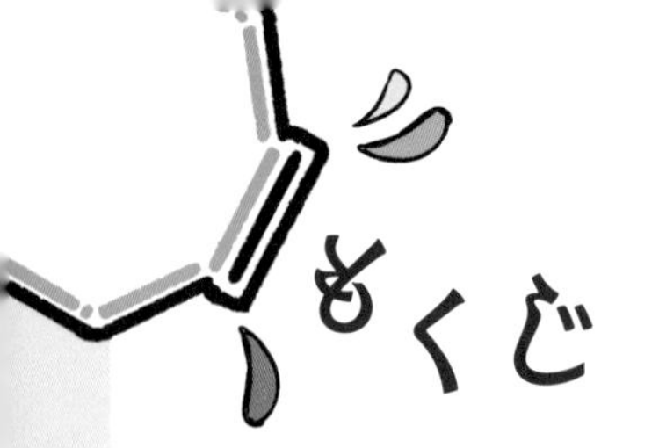
もくじ

Chapter 2 アップデートしたい「食べ方」のスゴ技

Chapter 4 リフレッシュ度120%の「疲れない睡眠・お風呂」

Chapter 5
やせたい人ほど陥りやすい
「運動・ダイエット」の勘違い

まず押さえるべき「すごい回復」基本のキーワード

まずは多くの本に出てくる
「回復の基本」を押さえていきましょう。
疲れの正体を知れば、
回復の近道も自ずと見えてきます。

回復の真実！

―その1―

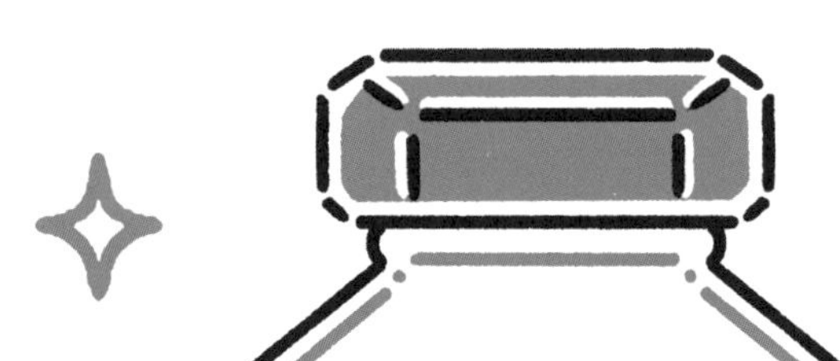

疲れているのは
体ではなく、脳

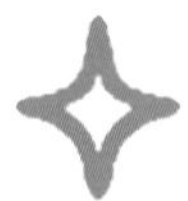

Chapter 1-1

紹介する4冊

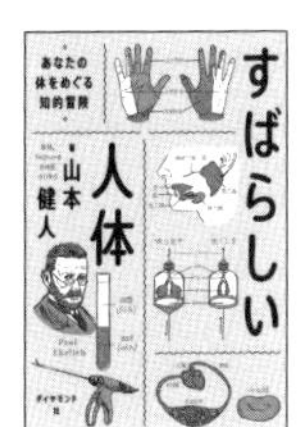

『すばらしい人体 あなたの体をめぐる知的冒険』

山本健人／ダイヤモンド社／2021

医学生の頃から味わってきた興奮と、ときめきを伝えたいという著者の思い。そして体の働きが、いかにすばらしいかがわかる本。

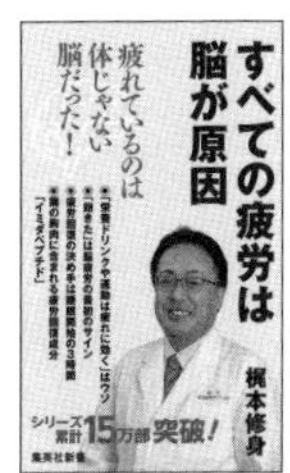

『すべての疲労は脳が原因』

梶本修身／集英社／2016

運動後、本当に疲れているのは脳。なかでも自律神経が疲れていることを書いた本。疲労に強い脳をつくる方法も。

『疲労と回復の科学』

渡辺恭良、水野敬／日刊工業新聞社／2018

「疲れ」について基本からしっかり学びたいときにおすすめ。科学的に立証された抗疲労製品・習慣・環境も参考になる。

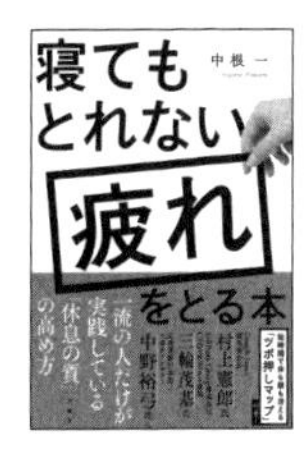

『寝てもとれない疲れをとる本』

中根一／文響社／2017

東洋医学をベースに、タイプ別の疲労解消法を紹介。ながら食いをやめる、食事と入浴の順番を変えるなど、取り入れやすいコツが満載。

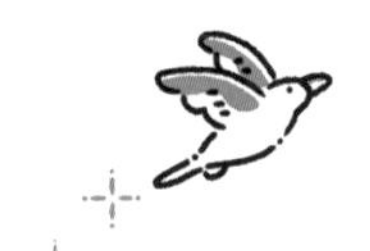

Chapter 1-1

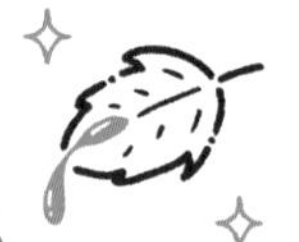

脳は絶えず働いている

「なんだか、疲れたなー」と感じるとき、一体どこが疲れていると思いますか？　例えば、運動した後であれば、「体が疲れた」「筋肉が疲れた」などと感じますよね。

でも、それはちょっとした錯覚で、実はもっと疲れているところがあります。それが、「脳」です。**私たちが「疲れた」と感じるとき、いちばん疲れているのは脳なのです。**

意識的に体を動かしたり、頭を使ったりしていなくても、私たちは脳を働かせ続けています。わかりやすい例が「呼吸」。

人体のしくみの精巧さ、神秘さを教えてくれる『すばらしい人体』の著者、外科医の山本健人先生は、脳が呼吸をコントロールしている様子をこんなふうに紹介します。

> 呼吸とは、ほとんど「自動」で、しかしある程度は「手動」でコントロールできる、不思議な活動なのである。一体、どのようにしてこのしくみが維持されているのだろうか？
>
> まず、呼吸を自動的にコントロールする中枢は、脳幹というところにある。この呼吸中枢が血液中の酸素や二酸化炭素の量（分圧）、pH（酸性・アルカリ性の程度）を一定に保つため、呼吸のリズムを規定してくれる。

『すばらしい人体　あなたの体をめぐる知的冒険』より

私たちの脳は、1日約2.5万回、呼吸をコントロールするためにつねに働いているのです。

ほかにも、起きていればさまざまな情報を受け取り、それに対応し続けています。その一つとして山本先生が紹介するのが「深部感覚」です。私たちは、目をつむっていても、自分の鼻がどこにあるのか、ひじや足の指がどこにあるのかが感覚としてわかります。それは体がつねに位置情報を発信して、それを脳が受け取っているから。

そうして脳は絶えず働き続けているので、1日が終わる頃にはすっかり疲れきってしまうのです。

疲れのメッカは
自律神経の中枢にある

普通に生活をしているだけで脳は疲れるわけですが、体を酷使したり、長時間のデスクワークを行ったり、思い悩むことがあったりして脳にさらなる負担がかかると、脳はどんどん疲れていきます。**なかでも疲れやすいのが、脳のど真ん中にある自律神経の中枢です。**

自律神経とは、血圧や心拍数などの血液循環、消化吸収や体温調節といった体内の機能を調整している神経のこと。体内を一定の状態に保つために、自律神経はなんと100分の1秒単位で細かく調整を行っています。

ここで、運動をするときを例に、自律神経はどんな調整を行い、どのように疲れてしまうのか、私の著書『すべての疲労は脳が原因』から紹介しましょう。

ヒトは、運動を始めると、数秒後には心拍数が上がり、呼吸が速く大きくなります。また、体温の上昇を抑えるために発汗します。それを秒単位で制御しているのが「脳の自律神経の中枢」と呼ばれる視床下部や前帯状回なのです。運動が激しくなると、この「脳の自律神経の中枢」での処理が増加します。その結果、脳の細胞で活性酸素が発生し、酸化ストレスの状態にさらされることでさびつき、本来の自律神経の機能が果たせなくなります。

『すべての疲労は脳が原因』より

これが、脳で疲労が生じている状態、つまり「脳疲労」です。このときに「体が疲れた！」というシグナルが脳の眼窩(がんか)前頭野(ぜんとうや)という部分に送られ、私たちはそれを「疲労感」として自覚するのです。

ちなみに、自律神経の機能は、10代・20代に比べて、40代では50％ほど、60代では25％以下に低下してしまいます（男女ともに）。疲れのメッカである自律神経の働きが弱まってくるので、年を重ねると疲れやすくなるのですね。だからこそ、疲れないようにすることと、疲れたときの回復法を知っておくことが大切です。

酸化ストレスが脳をサビさせる

ところで、先ほど「活性酸素」と「酸化ストレス」という言葉がさらっと出てきましたが、これらも疲労を理解するうえで大切なキーワードです。脳が疲れる直接的な原因は、脳内で神経細胞を攻撃する活性酸素にあるのです。

活性酸素とは、呼吸で取り入れた酸素が体内で変化し、ほかの物質を酸化させる（＝サビさせる）力が強くなったもの。ただし、呼吸で取り入れる酸素のうち、1〜2％は必ず活性酸素に変換されます。つまり、生きて呼吸をしている以上、活性酸素は体内でつねに発生しているのです。

問題は、活性酸素が過剰になること。体内で活性酸素が増えすぎることで引き起こされる有害な作用のことを、酸化ストレスといいます。

活性酸素の持つ酸化作用は、体内に侵入したウイルスを攻撃するときなど、実は体内で有効に活用されています。また、多少増えすぎても抑えられるよう、体内には活性酸素の作用を抑え込むための「抗酸化酵素（こうさんかこうそ）」が備わっています。

ところが、あまりにも活性酸素が増えすぎて、抗酸化物質の防御力を上回ってしまうと、細胞内の重要な部品をサビつかせるようになります。**なかでも活性酸素が攻撃しやすいのが「細胞のエネルギー工場」であるミトコンドリアです。**

ミトコンドリアでは、酸素を使ってエネルギーをつくりだしているので、活性酸素が生じやすく、その被害を受けやすいわけです。ミトコンドリアが傷つくと、エネルギー不足に陥った細胞は疲れやすくなります。そして、全身の細胞のなかでも、もっとも影響を受けやすいのが、生きるためのベースとなる機能を調節し、つねに休みなく働いている自律神経の細胞です。

このあたりのメカニズムは、『疲労と回復の科学』にくわしく説明されています。この本は、日本で唯一の疲れに関する組織である日本疲労学会の理事長である渡辺恭良先生と、理事である大阪公立大学の水野敬特任准教授の共著ですから、その内容の正しさは確実です。

疲労とは何かの説明から、疲労のメカニズム、効果が確かめられている回復法まで偏りなく解説されています。疲労と回復法についてちゃんと知識をつけたい人におすすめです。

脳の疲れはたまりやすく、隠れやすい

疲れについてもう一つ、覚えておいてほしいポイントが、**脳疲労はたまりやすいということ**です。

脳が疲れる根本的な原因は、活性酸素によって細胞が傷つけられることでした。古くなった細胞は細胞分裂で新たに生まれ変わりますが、成人の脳を構成する神経細胞は、その大部分が細胞分裂を終えた細胞です（海馬など一部は大人になってからも新しく生まれます）。大部分の神経細胞は生まれ変わることがないため、疲労が起きやすくダメージが残りやすいのです。

なおかつ、疲れがたまっていても、それを「疲労感」として認識できないこともあります。いわゆる**「隠れ疲労」**です。

鍼灸師の中根一さんは著書の『寝てもとれない疲れをとる本』で、「疲れた」「だるい」という感覚がなくても体は「隠れ疲労」をため込んでいる可能性があるとして、次のような、疲労感以外の“自覚しやすい症状”を紹介しています。

・目が乾燥する。疲れ目。とくに夕方になると目がかすむ。
・口が渇く。口臭が気になる。
・食事後、胃もたれや腹痛が頻繁に起こる。
・何もしていないのにドキドキしたり、汗が出たりする。
・アレルギー症状が出やすくなる。
・眠りが浅くなる。
・呼吸が速く、浅くなりやすい。

『寝てもとれない疲れをとる本』より一部抜粋

脳が疲れたときに「疲れた！」というシグナルを眼窩前頭野に送るのは「これ以上、運動や仕事を続けると体に害がおよびますよ」と知らせるため。

ところが、本当は疲れているのになぜ疲労感を感じられないことがあるのかというと、前頭葉が邪魔をするから。前頭葉は「意欲や達成感の中枢」です。人間の脳はほかの動物に比べて、この部分がとても発達しています。ただ、そのために、眼窩前頭野から出された「疲労感」というアラームを意欲や達成感で隠してしまうことがあるのです。

「飽きる」「作業効率が落ちる」「眠くなる」が脳疲労の三大サインです。仕事や家事、運動など、何らかの作業をしていて「疲れた」という感覚がなくても、もし「飽きてきた」「眠くなってきた」と感じたら、それは脳が疲れてきたサイン。

疲労のサインと受け取って、**休息をとったり、気分転換をはかったり、脳の疲れをやわらげるようにしましょう。**その方法については次の項目で紹介します！

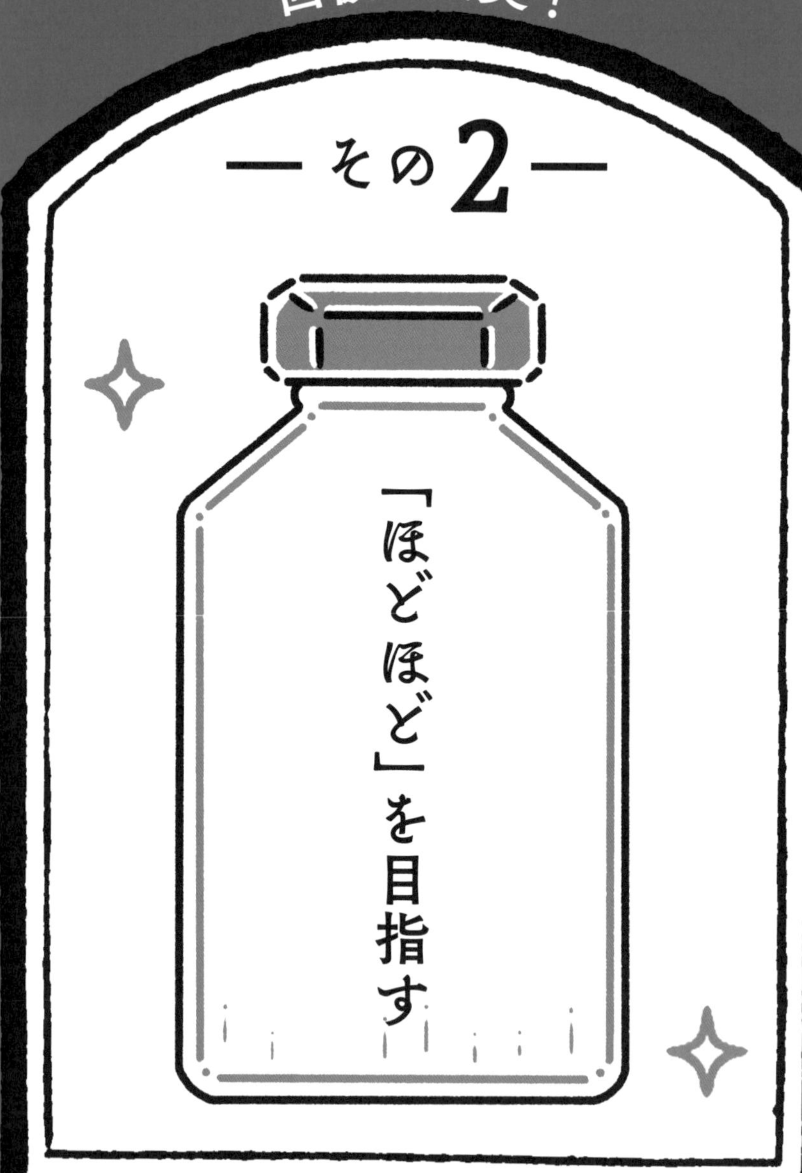
回復の真実！
—その2—
「ほどほど」を目指す

Chapter 1-2

紹介する4冊

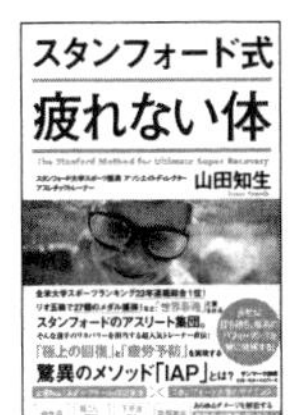

『スタンフォード式　疲れない体』

山田知生／サンマーク出版／2018

全米最強のスポーツ医局ではいかに疲労を防ぎ、リカバリーしているのか。応用編に働く人のための疲れを最小化する方法も。

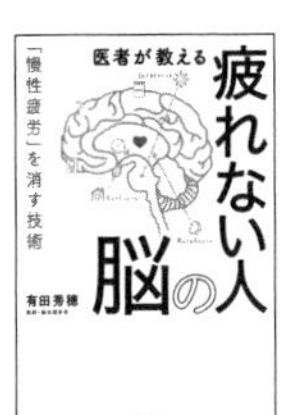

『医者が教える疲れない人の脳』

有田秀穂／三笠書房／2020

セロトニン、オキシトシン、メラトニンの3つの脳内物質を増やすのが鍵。今日からできる「脳にいいこと」を教えてくれる。

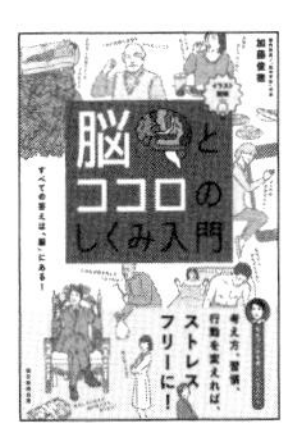

『イラスト図解
脳とココロのしくみ入門』

加藤俊徳（監）／朝日新聞出版／2020

脳を知れば、悩みや疑問が解決し、人生が変わる。困った行動から人間関係、恋愛、成功、超常現象まで脳科学から解説。

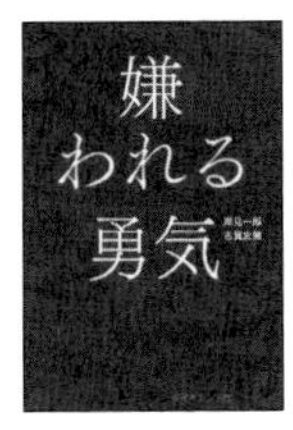

『嫌われる勇気
自己啓発の源流「アドラー」の教え』

岸見一郎、古賀史健／ダイヤモンド社／2013

あなたが不幸なのは幸せになる勇気が足りていないから。青年と哲学者の対話を通しアドラーの思想を学べるミリオンセラー。

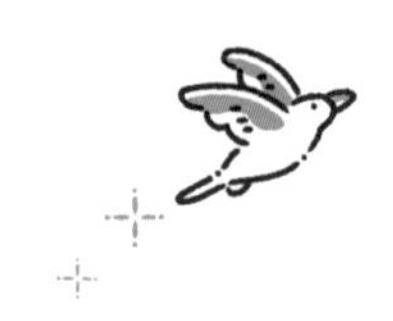

Chapter 1-2

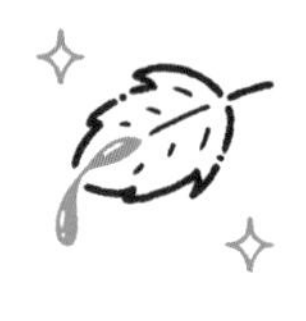

疲れた日は休む？働く？

平日にがんばって働いてようやく迎えた週末、あなたはどうやって過ごしますか？
「まずは疲れを癒したいから、とにかく休む！」
「何もしないでのんびり過ごす！」
そんな声が聞こえてきそうです。でも、それではかえって翌日、翌週に疲れを持ち越すことになりかねません。

24歳までプロスキーヤーとして活動し、アメリカでスポーツ医学やスポーツマネジメントを学んだ後、現在はスポーツの名門大学でもあるスタンフォード大学でアスレチックトレーナーとして活躍する山田知生さんは、著書『スタンフォード式　疲れない体』のなかで、「『動かない1日』が疲れを助長する」と指摘しています。
“今感じている疲れ”を対症療法的にすばやく解消する手段として、山田さんが取り入れているのが「動的回復法」というメソッドだそうです。これは、文字どおり、**体を動かして回復をはかるという方法。**
「体を動かせば疲れないの？」
「そもそも疲れている日に、体を動かしたくないよ」
と思うかもしれません。でも、「1日まったく体を動かさないのはよくない」のは事実です。その理由を次のように説明しています。

「『疲れないために、じっとしている』よりも、体を軽く動かしたほうが、血液の流れが促進されて脳と筋肉にたくさん酸素を送ることができ、疲労物質の滞留を防ぐことができるのです」
「脳（中枢神経）はそもそも『体を移動させる』ためにできていて、原始時代からその構造はあまり変わっていないそうです。
　つまり、人は動きつづけているのが本来の姿ということ。（中略）『働きすぎて疲れた日』は、『体を動かせていない日』であることも多いはず。だからこそ、軽い運動で疲れを取るのが効果的です」

『スタンフォード式　疲れない体』より

　ここで大切なのは、“軽く”体を動かすということ。まったく動かさないのもよくないですが、やりすぎもよくありません。「ほどほど」が大事です。
　どのぐらいが「ほどほど」かというと、一例として「『ゆっくり走る』『泳ぐ』という軽めの有酸素運動を20〜30分すると、血行がよくなって、筋肉のこりがほぐれていく」と山田知生さんは紹介しています。

　私がよく一般の方にアドバイスするのは、**「隣の人と会話ができる程度の軽い運動がいいですよ」**ということ。ハードな運動よりも、そのぐらいの軽い運動のほうが圧倒的に健康によく、健康長寿につながることがわかっています。

自律神経を調節する「幸せホルモン」を出す方法

体を動かすことの大切さを「セロトニン」という脳内物質の観点から説明しているのが、『医者が教える疲れない人の脳』です。著者の有田秀穂先生は、セロトニン研究の第一人者で、セロトニンに関する本を50冊以上書かれています。

セロトニンとは、脳内で分泌される神経伝達物質のこと。感情や精神面、睡眠などの大切な機能を健全な状態に保つために重要な役割を担っていて、セロトニンの分泌が減ると元気や意欲がなくなったり、うつにつながったりすることから、「幸せホルモン」とも呼ばれます。

脳の疲れとの関連でいえば、自律神経の働きを調節してくれる作用があるので、**セロトニンがしっかり分泌されると、疲れをやわらげてくれるともいえます。**

有田秀穂先生が提唱する、セロトニン神経（セロトニンをつくり、脳内に分泌させる神経）を活性化する方法、すなわち「セロ活」の極意はシンプルです。

太陽の光を浴びること、そして、リズム運動をすること。
リズム運動といっても、難しく考える必要はなく、リズムよく歩くことも、立派なリズム運動とのこと。ですから、スロージョギングやウォーキングのような“ほどほどの運動”は、脳内でセロトニンを増やして、疲れた自律神経の働きを調節する意味でも疲労回復におすすめです。

それともう一つ、有田秀穂先生が「脳内のストレス解消の秘薬」として紹介しているのがオキシトシン。これも脳内で分泌される神経伝達物質の一つで、脳内のストレス中枢を鎮める作用があります。つまり、**オキシトシンが十分に出ると脳の疲れも癒されます。**

オキシトシンを分泌する方法として、よく知られているのは**「心地よいスキンシップ」**です。

例えば、子どもと遊ぶ、ペットとたわむれる、心地よく誰かとおしゃべりする、など。あたりまえですが、おしゃべりといっても、頭をフル回転させなければならないような小難しい仕事の話などでは、疲労回復にはなりません。

大切なのは「心地よさ」です。運動も「ほどほど」が大事で、スキンシップも「心地よさ」が大事。疲労回復には、適度な刺激が大切なのです。

現代人の脳を刺激する スマホ、SNS

ところで、みなさんは今、手元にスマホがありますか？ほとんどの人が肌身離さず持ち歩き、こまめにチェックしているのではないでしょうか。

これは、脳を休めるという点では大問題です。Twitter や YouTube のような SNS にしても、ネットサーフィンにしても、リアルタイムで更新が続けられているので、半永久的にそれらの情報を追いかけることができます。

その間、脳は交感神経優位の興奮状態がずっと続くので、自律神経が疲れて脳疲労を起こす大きな要因になります。

脳を鍛える“脳番地トレーニング”を提唱する、医師の加藤俊徳先生も、著書『脳とココロのしくみ入門』でスマホ依存の問題に触れています。

スマホが手元にないと不安になるようだと危険。それは麻薬中毒やアルコール依存とまったく同じ依存症状のはじまりだ、と指摘し、なぜスマホを手放せなくなってしまうのか、その理由を解説しています。

脳は、あることをして楽しさを感じると、それを学習して繰り返す性質がある。スマホ依存もまさにその典型です。

> スマートフォンにハマる脳は、ちょっと新しい情報に触れることを楽しいと感じる脳です。ニュースアプリ、SNS、動画サイトで絶え間なく更新される最新情報にわくわくするのです。

『イラスト図解　脳とココロのしくみ入門』より

また、交感神経を高ぶらせた状態で手元の画面を見るという行為自体、疲れを生みます。眼精疲労を招くのです。

眼精疲労が、目の疲労だと思っている人は多いでしょう。ところが、**眼精疲労にも自律神経が深くかかわっていることがわかってきた**のです。

肉食動物は、獲物を獲るとき、交感神経を高ぶらせながら、遠くを見て獲物を探します。だから動物は、交感神経優位で緊張状態を維持している間は、目のレンズを薄くして遠くを見るように設計されているのです。

ところが、デスクワークが主流となった現代人は、交感神経を高ぶらせながら、近くの画面を見て仕事をしなければいけなくなりました。つまり、デスクワークをするために脳を交感神経優位に保ちながら、一方で目のレンズに対しては副交感神経優位にして近くを見なければならない矛盾。それが眼精疲労の正体なのです。

スマホもパソコンも現代ではなくてはならないツールなので、手放すわけにはいきません。でも、**仕事や家事の合間にリフレッシュのためにスマホを見る、ネットサーフィンをする……といったことが、かえって疲れを増幅させている**ことはわかっていただけたでしょうか。

安心・安全な環境でこそ、休まる

最後にもう一つお伝えしたいのが「環境」の大切さです。つまり、**安全・安心で快適な環境をつくること。**嫌いな人が近くにいたり、不快な場所、危険な場所にいたりしていては心も体も休まりませんよね。交感神経が興奮しっぱなしになり、副交感神経優位のリラックスした状態にはなりません。

現代人にとって、日頃、悩みの種となる環境といえば人間関係ではないでしょうか。職場"環境"も、家庭"環境"も、結局のところ人間関係の問題です。

2013年に出版され、世界累計で500万部を超える大ベストセラーとなった『嫌われる勇気』では、**「すべての悩みは『対人関係の悩み』である」**と断言します。哲学者と青年の対話を通して、「どうすれば人は幸せに生きることができるのか」というアドラー心理学の考え方を教えてくれる、この本。安全・安心で快適な人間関係を築くためのヒントを得られると思います。

回復の真実！

—その3—

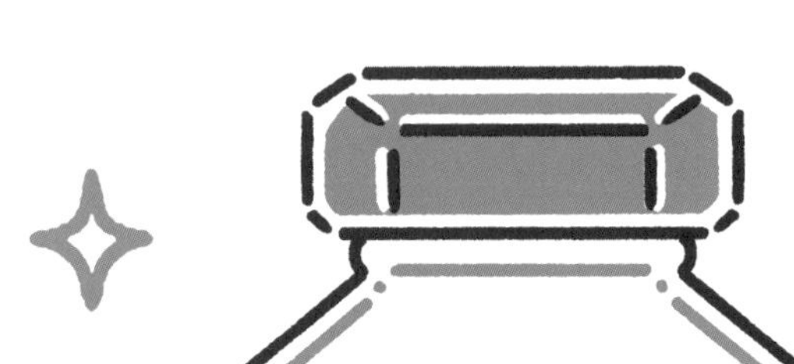

朝の習慣で
自律神経をゆっくり
目覚めさせる

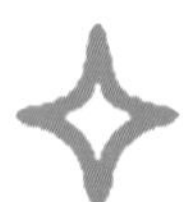

Chapter 1-3

紹介する4冊

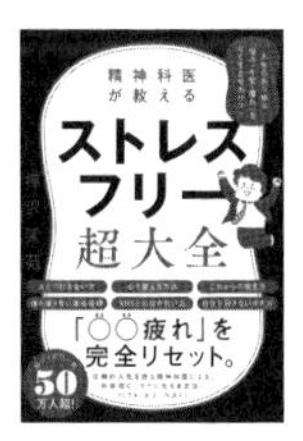

『精神科医が教える ストレスフリー超大全』

樺沢紫苑／ダイヤモンド社／2020

人間関係や仕事、健康、メンタルなどについて、「ファクト」「ToDo（何をすべきか）」の順に簡潔に教えてくれる本。

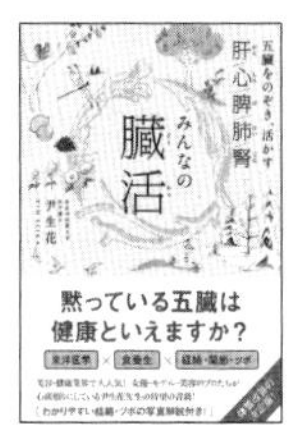

『みんなの臓活 -五臓をのぞき、活かす-』

尹生花／ワニブックス／2019

体や心の不調は五臓からのサイン。それに気づき、五臓に合ったケアをし、五臓の働きを活かす「臓活」のメソッド本。

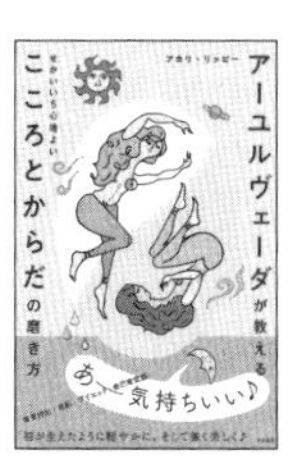

『アーユルヴェーダが教える　せかいいち心地よい　こころとからだの磨き方』

アカリ・リッピー／三笠書房／2020

アーユルヴェーダをもとに心と体を整える方法をやさしく教えてくれる。まずは自分の体質を知り、感覚を取り戻すことから。

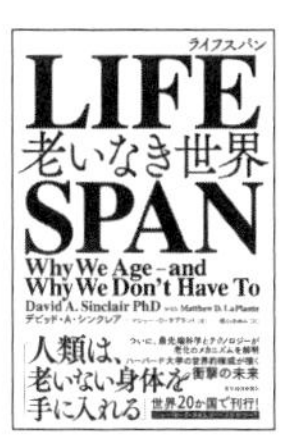

『LIFESPAN　老いなき世界』

デビッド・A・シンクレア（著）、マシュー・D・ラプラント（著）、梶山あゆみ（訳）／東洋経済新報社／2020

老いは避けられないものという常識を覆してくれる本。老いるメカニズムと健康長寿のために「今すぐできる習慣」がわかる。

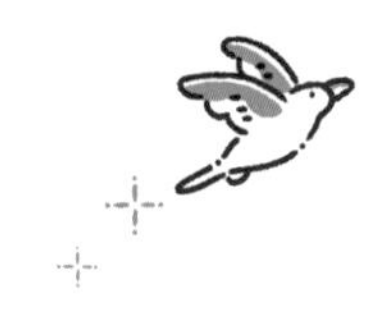

Chapter1-3

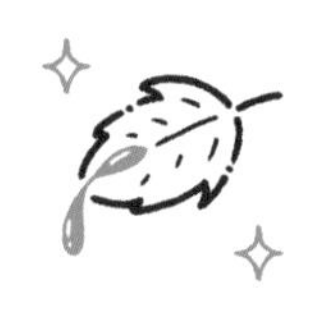

自律神経は、急には目覚めない

出かける直前に起きてバタバタと準備をして家を出る。早朝から出かけてラジオ体操を日課にしている。そんな方、いませんか？

どちらも、40代以上の方にはおすすめできません。私たちの体は24時間働き続けていますが、睡眠中はその働きがおだやかになります。それは自律神経も同じ。**朝は、まだ自律神経が完全に目覚めていないので、ゆっくりと目覚めさせてあげる必要があるのです。**

そういう大事な時間帯なので、ベストセラーとなった健康本でも、朝の過ごし方について触れられているものは多いです。“日本一アウトプットする精神科医”としておなじみの樺沢紫苑先生の『精神科医が教える　ストレスフリー超大全』もその一つ。

冒頭で、“すべてのベースとなる解決法”の一つとして紹介されているのが「朝散歩」です。朝散歩がなぜおすすめなのか、第一の理由として挙げられているのが、**「朝日を浴びる」「リズム運動」の2つを兼ねているので、セロトニンを十分に活性化できること。**これはまさに有田秀穂先生が提唱されている「セロ活」です（Chapter1-2参照）。

朝セロトニンをしっかり分泌することは、夜の睡眠にもよい影響を与えます。なぜなら、睡眠物質のメラトニンは、セロトニンを材料につくられるから。ですから、**朝セロトニンが十分に分泌されるような行動を取れば、結果的に夜の睡眠**

が深まります。

ただ、ちょっと注意していただきたいポイントがあります。高齢の方の場合、朝起きて1時間以内の散歩はおすすめできません。特に寒い時期は絶対にNG。ほかにも、水風呂に入る、乾布摩擦をするなどもってのほか。確かに目は覚めますが、バズーカ砲で起きるようなものです。

起床直後は自律神経がまだ目覚めきっていないので、その段階で寒い外に出たり、強い刺激を受けたりすると、血圧も心拍も上がり、心筋梗塞や脳卒中のリスクになるのです。朝食前は、**カーテンを開けて光を浴びて、室内で軽く体を動かす程度がよいでしょう。**

東洋医学でいう「五臓（肝、心、脾、肺、腎）」を守り、活かす方法が書かれた『みんなの臓活』では、脾（臓）と胃を守り活かす習慣として、朝食の大切さが説かれています。

> 何より重要なのは朝食です。脾・胃が活発に動く時間帯にエネルギーや潤いのもととなる飲食物が不足すれば、脾はきちんと働くことができません。食べる時間も大切。遅くとも胃の時間である午前9時までには食事をすませるようにしましょう。

『みんなの臓活 -五臓をのぞき、活かす-』より

朝食には、自律神経を目覚めさせる効果もあります。食事をとることで消化管が動き、その消化管を司る自律神経もしっかり稼働をはじめるのです。

ですから、朝散歩をしたい方は、**まず家のなかで光を浴び**

て、朝食をとって、しっかり自律神経を目覚めさせてから出かけるといいでしょう。

朝いちばんの白湯が体にいい理由

インド発祥の伝統医学であるアーユルヴェーダのセラピスト、アカリ・リッピーさんの『アーユルヴェーダが教える せかいいち心地よい こころとからだの磨き方』にも、いくつかの朝の習慣がおすすめされています。例えば、「朝いちばんに白湯を飲む」「朝、換気をする」習慣は、理に適っていると思います。

まず、私たちは睡眠中でも皮膚や呼吸から水分を少しずつ体の外に放出しているので、寝起きの体はプチ脱水状態に陥っています。**だから、白湯に限らず、朝いちばんの水分補給は大切です。**

また、自律神経を目覚めさせる意味では、朝食よりも、まずは水分をとったほうが、そっとやさしい目覚めになります。いきなり固形物をとってしまうと、消化管がフル稼働することになり、それにともなって自律神経もフル稼働を強いられるからです。

朝いちばんの水分補給は、必ずしも白湯にこだわる必要はありません。ただ、冷たすぎても熱すぎても交感神経を刺激します。その点、**白湯や常温水はやさしく自律神経を目覚めさせてくれます。**

もう一つの朝の習慣「朝の換気」については、アカリ・リッピーさんはこんなふうに書いています。

> 雨が降っていても、寒い日でも、私は毎朝、窓を10分ほど開けて換気をします。理由は、部屋の空気を入れ替えないと「気」が淀むからです。
>
> 東洋医学では、目に見えない「気」を非常に大切にします。「気」とは、サンスクリット語では「プラーナ」といいますが、目に見えない生命力そのものを指します。

『アーユルヴェーダが教える　せかいいち心地よい　こころとからだの磨き方』より

これは、あまり知られていないけれど実は大事な習慣だと思います。なぜなら、睡眠中、気づかないうちに室内の二酸化炭素濃度が上がっていることがあるからです。

室内の二酸化炭素濃度は、ふだんは600ppm程度。ところが、例えば8畳の部屋を閉め切って、夫婦と子どもの3人で寝ていると、朝起きたときには2000ppm以上に上がっていることも。これは二酸化炭素中毒に近い状態です。

朝起きたときに頭痛などの症状があるときには、まず「二酸化炭素濃度が上がっているのでは？」と疑っていただければと思います。そういう意味で、窓を開けて空気を入れ替えることは大切です。

ここまで朝の習慣について紹介してきましたが、習慣自体の大切さを教えてくれるのが『LIFESPAN』です。この本では、「寒さに身をさらす」といった生活習慣が健康長寿につながると紹介されています。中でも、間違いない方法とされているのが「食べる量を減らす」こと。これについては次の項目で見ていきましょう！

回復の真実！

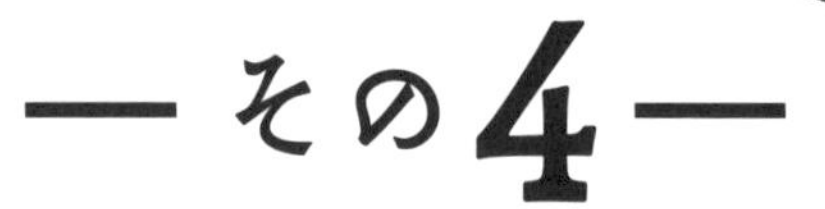

—その4—

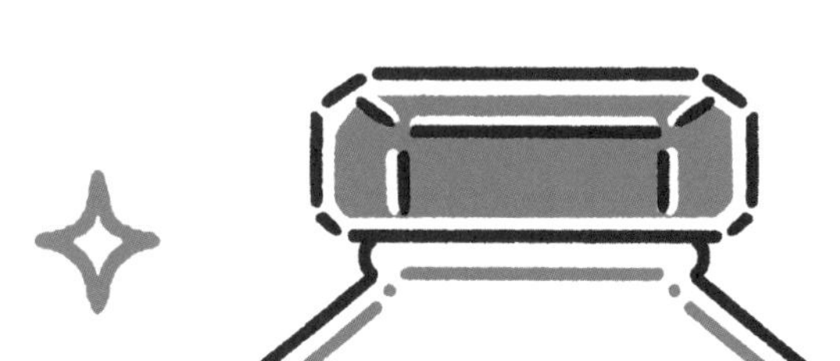

空腹時間より、結局は食べる量

Chapter 1-4

紹介する4冊

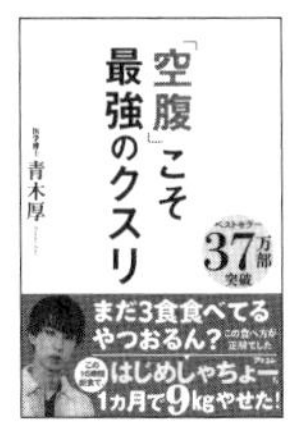

『「空腹」こそ最強のクスリ』

青木厚／アスコム／2019

食べない時間を増やすことでオートファジーが活性化し、細胞の修復が進む。「16時間断食」ブームのきっかけとなった本。

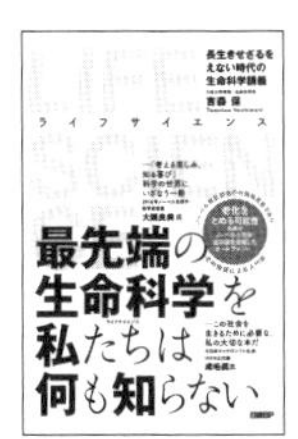

『LIFE SCIENCE』

吉森保／日経 BP ／ 2020

「科学的思考とは」にはじまり、生命や病気を細胞の視点で見て、著者の専門のオートファジーまでわかりやすい言葉で解説。

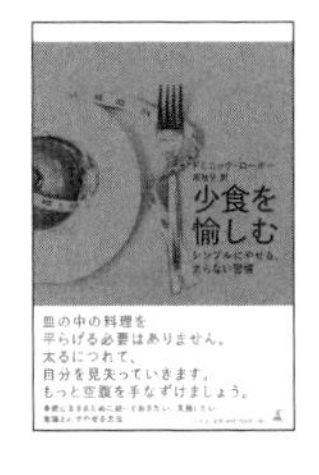

『少食を愉しむ』

ドミニック・ローホー（著）、原秋子（訳）／幻冬舎／2020

シンプルライフを提唱する著者による食習慣の本。生活を楽しみつつ、太らない食習慣を取り戻すアイデアが散りばめられている。

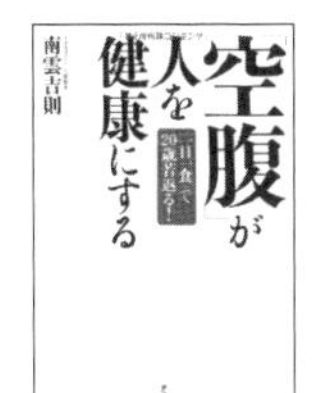

『「空腹」が人を健康にする』

南雲吉則／サンマーク出版／ 2012

「空腹になると長寿遺伝子が発動する」と1日1食生活を推奨した本。著者の見た目の若さとともにベストセラーに。

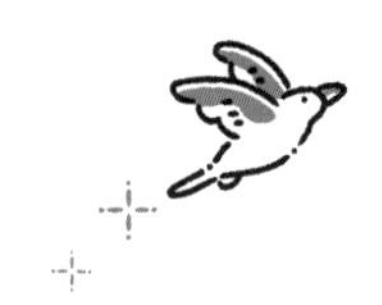

Chapter 1-4

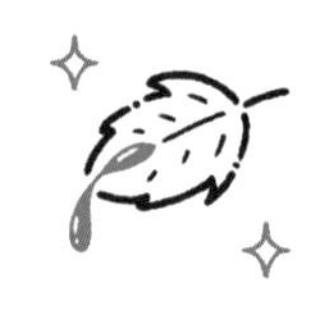

食べない時間をつくることも大事

ここまでは短期的な疲労回復法を中心に紹介してきましたが、ここからは、もう少し長期的な視点で疲れにくい体をつくる、健康長寿を目指すことを考えつつ、ベストセラーとなった健康本を見ていきましょう。

まず取り上げるのは、食事の量ではなく「時間」に注目したベストセラー書です。

『「空腹」こそ最強のクスリ』は、1日16時間、ものを食べない時間（空腹の時間）をつくると、オートファジーというしくみが働き、細胞が生まれ変わり、体の不調や老化の進行が改善されることを謳った本。

> 空腹の時間を作ると、まず内臓がしっかり休むことができ、血糖値も徐々に下がります。
>
> また、最後にものを食べてから10時間ほどたつと、肝臓に蓄えられた糖がなくなるため、脂肪が分解されエネルギーとして使われるようになり、16時間を超えると、体に備わっている「オートファジー」という仕組みが働くようになります。
>
> オートファジーとは、「細胞内の古くなったタンパク質が、新しく作り替えられる」というもので、細胞が飢餓状態や低酸素状態に陥ると、活発化するといわれています。

『「空腹」こそ最強のクスリ』より

1日16時間「ものを食べない時間」をつくればいい、その16時間には睡眠時間も含めていい、それ以外の時間は何を食べてもいい、週に1回でもいい――と、主張はシンプルで明快です。

なおかつ、ただ「食べない時間」を長くすればいいだけなので、お金も労力もかかりません。手軽にダイエットもでき健康にもなるということで、この本をきっかけに「16時間断食」ブームが起こりました。

オートファジーとは細胞の若返り機能

16時間断食が体にいいとされるゆえんが、オートファジーです。このオートファジーについて、しっかり、そしてわかりやすく書かれているのが『LIFE SCIENCE』。

著者の吉森保先生は、細胞生物学が専門の生命科学者で、2016年にノーベル生理学・医学賞を受賞した大隅良典先生とともに研究をしていたこともある、オートファジー研究の第一人者です。

『LIFE SCIENCE』では、「なぜ病気になるのか」を、生物を構成する基本単位である「細胞」という観点から説明します。そして、本の後半で、細胞を若返らせる機能であるオートファジーについて、その秘密に迫ります。

こう書くと、「小難しいのでは？」と思うかもしれませんが、一つの見出しにつき1～4ページ程度でサクサクと区切られ、内容も平易な言葉で説明されているので、一般の人にとっても読みやすいと思います。

吉森保先生いわく、オートファジーとは「細胞のなかのものを回収して、分解してリサイクルする現象」のことであり、「細胞の恒常性を保つ働きをするもの」。このオートファジーには、次のような大きく3つの役割があるといいます。

① 飢餓状態になったときに、細胞の中身をオートファジーで分解して栄養源にする
② 細胞の新陳代謝を行う
③ 細胞内の有害物を除去する

『LIFE SCIENCE』より

このうち、人間の病気や老化とのかかわりで重要なのが②と③です。

では、オートファジーを活性化させるために私たちは何をすればいいのでしょう？　いくつかの方法が挙げられていますが、**なかでも手っ取り早い方法として吉森保先生が紹介するのが、食事を控えることです。**「昼ご飯を食べて、夕ご飯を食べる間くらいでも十分」で、「食後、4時間もすれば活性化」するそうです。

逆に、極端な断食では筋肉がやせてしまうので、結局は「食べすぎず、適度な運動がベスト」と結論づけています。

食べすぎは体を疲れさせる

空腹の時間を長くしてオートファジーという機能を働かせることが本当に体にいいのか、本当に健康長寿につながるのか。科学的な裏づけが十分かというと、まだ完全には証明されていません。

オートファジーの効果を肯定する論文もある一方で、食べない時間を長くすることよりも、その結果として食べる量が減ることがいちばんの効果なんだと結論づけている論文もあります。ですから、オートファジーについてはまだ議論の余地がありますが、ただ、空腹を感じる時間を持つことは、やはりよいことだと私も思います。

というのは、単純に、**食べすぎている人が多いからです。**食べすぎれば当然、太ります。そうすると、さまざまな生活習慣病を招き、疲れやすい体になることは、みなさんもご存知のとおりです。

結局のところ、**昔からいいといわれている腹八分目が大事なのです。**とはいえ、そんなことは百も承知で、それでもつい食べすぎてしまうから困っているんだ……、という人が多いのではないでしょうか。

そこで紹介するのが、『少食を愉しむ』です。タイトルのとおり、大食を避けて、食べるものを厳選し、楽しみながら食することの大切さを説いた本です。

著者のドミニック・ローホーさんは、『シンプルに生きる』

や『シンプルリスト』など、シンプルな生き方を提唱する著述家です。医学や栄養学の専門家ではありませんから、『少食を愉しむ』に書かれているのは、自身が見聞きした知識をもとにローホーさんなりに検証し、試みた方法の数々であって、科学的に裏づけられたものではありません。ただ、それだけに日常に取り入れやすい、シンプルなアイデアが散りばめられています。

例えば、「食べるのを止めるタイミングは？」に対する提案はこんな感じです。

> 満腹感を得た状態で食べるのを止めるのではなく、胃に圧迫感のない状態で箸を置きましょう。それはほぼ満腹に近い状態で、気分は満足、これから食後に腹ごなしの散歩にでも行ってみたいというような状態。このような時に食べるのを止めれば、次の食事までの数時間は食べ物のことを考えずに済むでしょう。第一、これ以上食べてもきっとそれほど気分は良くならないでしょうし、お腹が苦しくなって、眠くなる（眠くなるのは食べ過ぎのサイン）だけです。

『少食を愉しむ』より

こうした、太らないように食べる、でもちゃんと食を楽しむための秘訣がつづられているので、気になった方は手に取ってみてください。

栄養の量と質は別

食べすぎていることの弊害と少食の健康効果を、テレビをはじめとしたメディアで伝えている医師といえば、南雲吉則先生を思い浮かべる方も多いかもしれません。南雲吉則先生が2012年に出版した『「空腹」が人を健康にする』は50万部を超えるベストセラーになりました。この本のサブタイトルは、「『一日一食』で20歳若返る！」。確かに、南雲吉則先生の見た目の若さが非常に話題になりました。

この本でも推奨されている「一日一食」については、私は現実的には難しいことが多いのではないかと思いますが、「なぜ一日一食で栄養不足にならないのか？」という疑問に対して書かれた、**たくさん食べたからといって栄養がみたされるわけではない、栄養の「質」を考えるべきだ、という指摘は大切なポイントだと思います。**

現代の日本社会では、食事の量が不足している人はほとんどいません。むしろ多すぎるほどにとっています。ただ、バランスのよい食事ができているかというと、それはまた別の問題です。

南雲吉則先生がすすめているのは、「栄養素をバランスよく含んだ『完全栄養』をとること」。具体的には、自然界の命を丸ごといただく、つまりは「野菜は『葉ごと皮ごと根っこごと』、魚は『皮ごと骨ごと頭ごと』、穀物全粒で丸ごと食べる」ことを推奨しています。

栄養の質については、Chapter2であらためて説明します。

回復の真実！

—その5—

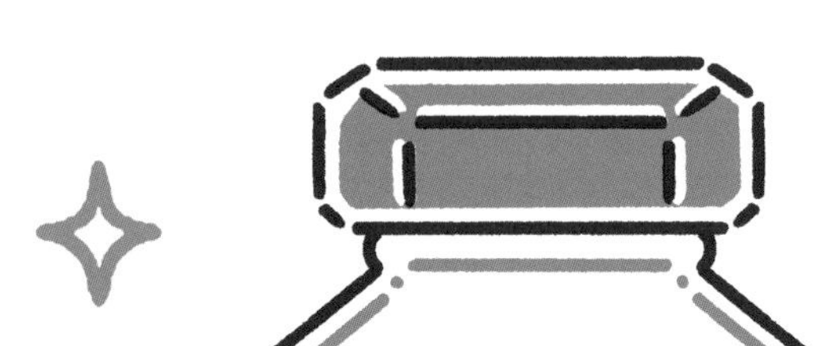

沈黙する「腎臓」こそ、隠れ疲労のたまり場

Chapter 1-5

紹介する4冊

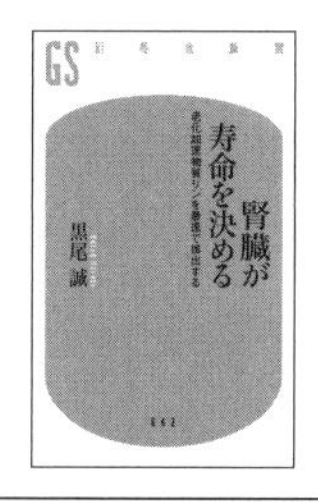

『腎臓が寿命を決める』

黒尾誠／幻冬舎新書／2022

腎臓の出す力が衰えると老化が進む。その大きな原因がリンの過剰摂取。リンを防ぐことが最強のアンチエイジングと語る。

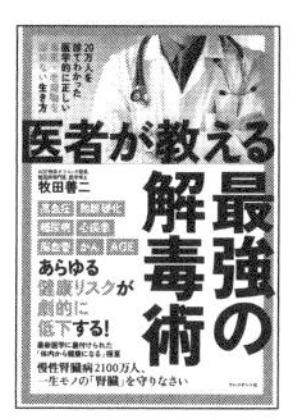

『医者が教える最強の解毒術』

牧田善二／プレジデント社／2021

糖尿病専門医の著者が危機感を抱くのが、糖尿病合併症に限らず、腎臓病が激増していること。手遅れにならない方法を伝授。

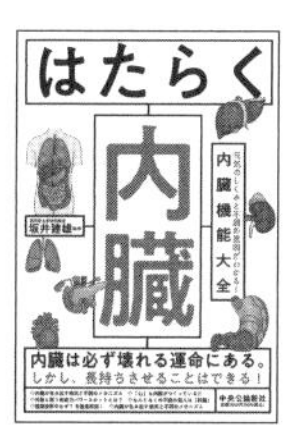

『はたらく内臓』

坂井建雄（監）／中央公論新社／2022

健康は内臓の働きによって生み出される。各内臓の働き、病気との関連性を解説。健康診断の結果もよくわかるようになる。

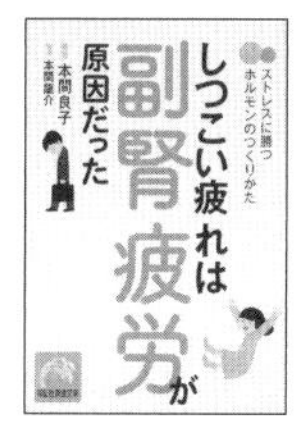

『しつこい疲れは副腎疲労が原因だった』

本間良子、本間龍介（監）／祥伝社／2013

原因不明の疲れに悩まされた夫が、副腎疲労と判明し、回復。その経験から副腎疲労外来を行う著者が教える副腎を労る方法。

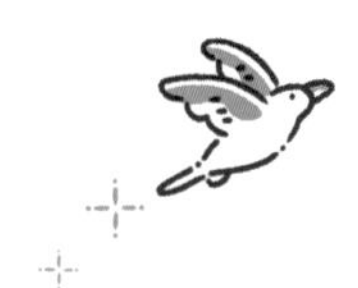

Chapter 1-5

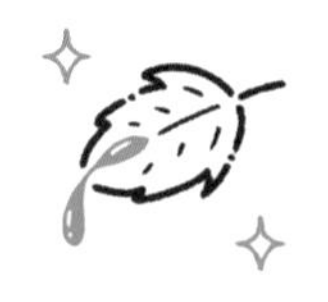

食品中の「リン」、意識していますか？

体のなかで、便をつくるのは腸で、尿をつくるのは腎臓です。「腸内バランス」や「腸内細菌」「腸活」といった言葉がすっかり定着し、腸の健康を意識する人はずいぶん増えたように感じます。一方で、腎臓はいかがでしょうか。あまり意識したことのない人がまだまだ多いかもしれません。

ただ、腎臓の衰えは全身の老化にかかわります。そして、最近では腎臓の病気が増えている。それにともない、腎臓にまつわる健康本も人気です。

ここで簡単に腎臓について説明すると、腎臓は、尿をつくる「ろ過装置」です。いるものを回収し、いらないものを外に出し、体液を一定に保っています。そのため、**腎臓の「出す力」が衰えると、老廃物を十分に体外に排泄することができなくなり、問題が生じるのです。**なかでも特に注目されているのが、「リン」という成分です。

『腎臓が寿命を決める』は、リンの問題にフォーカスした本。著者の黒尾誠先生は、抗加齢医学を専門とし、腎臓とリンの関係から老化のしくみを解明する研究を行っています。

そもそもリンとは何かというと、「カルシウムとともに骨を構成している成分」であり、体を維持するために欠かせない重要なもの。ただし、重要だからといってたくさんとったほうがいいわけではなく、むしろ多くの現代人は、リンをとりすぎています。リンは、肉、魚、乳製品などさまざまな食品に含まれているので、普通に食事をしていれば不足することはないのです。

なおかつ、リンが多く含まれているのが、食品添加物。そのため、加工食品やファストフード、スナック菓子などをよく食べる人は、知らず知らずのうちにリンをたくさん口にしています。リンは無味無臭のため、気づかないうちに口にしていることが多いのです。

では、リンをとりすぎると、どうなるのでしょうか。

「日々リンを摂りすぎていると、次第に腎臓の機能が低下したり血管や細胞がダメージを受けたりするようになり、体の老化するスピードが速まっていくことになります」
「リンは高濃度になると『細胞毒』や『病原体』のように働くと考えています。そのため、とりわけ血管はボロボロにやられてしまいます。血液中のリン濃度が高いと血管内皮細胞が障害され、血管がガチガチに硬くなる『石灰化』という現象が進むことになるのです」

『腎臓が寿命を決める』より一部要約

つまり、リンをとりすぎて、血液中にリンがたまると、腎臓の機能も低下するうえに血管がガチガチに硬くなり、体の老化を速めてしまう——。

だから、**リンをとりすぎないようにして、腎臓の出す力を守ることが、老い、衰えを早めない、病気にならない条件**だ、と訴えます。

プロテインの飲みすぎは腎臓に負担をかける

腎臓の出す力を「解毒能力」と呼び、その大切さと、それを一生守るための術を伝えているのが、『医者が教える最強の解毒術』です。

腎臓は、よく「沈黙の臓器」といわれます。よほど悪くならなければ、自覚症状としては表れないのです。

では、どんなときに腎臓はこっそり悪くなっているのでしょうか？　著者の牧田善二先生は、「健康診断での『ちょっとだけ異常値』」や「ちょっとした不調」があれば放置せず、もしかしたら腎臓の解毒能力が落ちているのかもしれないと考えてほしい、と訴えます。

というのも、血糖値が高い、コレステロール値が高い、尿酸値が高い、BMI 値が高いといった状態は、腎臓の解毒能力を確実に低下させます。そして、**解毒能力が低下していると、だるさやイライラ、不眠といった不調につながります。**こうした疲労感の背景には、腎臓の働きが弱っている可能性があるということです。

最近、専門家の間では**「腸腎連関（ちょうじんれんかん）」「心腎連関（しんじんれんかん）」**という言葉が盛んに使われるようになっていて、腎臓と腸、心臓の関係が注目されています。どういうことかといえば、腸内環境が悪ければ腎機能も悪化し、逆に、腎機能が悪ければ腸内環境も悪化するという、切っても切れない関係にあるということです。それは、心臓と腎臓も同じです。

腎臓が、いかに大事かがわかってくると、気になるのは「どうやって腎臓を守るか」でしょう。

『医者が教える最強の解毒術』では、もちろん、その方法論も解説されています。そのなかで一つ、一般の人にとって意外性が高そうなものを紹介しましょう。

「一般の人が『良いつもり』で積極的に摂取しているものの中にも、腎臓を悪くするものがあります。その代表格が『プロテイン』です」
「タンパク質を摂りすぎることで腎臓を悪くします。とくに、自然の食べ物からではなく、人工的につくられた粉末やゼリー、液状のタンパク質（プロテイン）、アミノ酸は避けたほうがいいのです。たとえ、それが牛乳や大豆からつくられたものでも、同じく腎臓を悪くします」

『医者が教える最強の解毒術』より

最近ではスーパーやコンビニでもプロテインバーやプロテインパウダーが売られていますが、実はそれらは腎臓に負担をかけるもの。慎重になったほうがいいでしょう。**タンパク質は普通に食事からとることをおすすめします。**

副腎も疲れている

腎臓をはじめ、それぞれの内臓の働きがカラーのイラストとともに紹介されているのが、『はたらく内臓』です。「はたらく内臓」を知ることが「人生100年時代」の鍵を握る、と内臓をケアするための正しい知識を教えてくれます。
　この本の「腎臓」の項目を見ると、ただ尿をつくっているだけではないことがよくわかると思います。

　ところで、この本で腎臓の次に紹介されているのが「副腎」です。副腎は、左右の腎臓の上に帽子のように乗っている臓器で、名前も腎臓と似ていますが、この本にも書かれているとおり、機能的には直接のつながりはありません。

　副腎の役割は、血圧や血糖、水分・塩分量などの体内環境をちょうどよい状態に保つためのホルモンを分泌すること。
　副腎は、外側の「副腎皮質（ふくじんひしつ）」と内側の「副腎髄質（ふくじんずいしつ）」に分かれていて、副腎皮質からはいくつかの種類のステロイドホルモンが、副腎髄質からは交感神経の働きをサポートするホルモン（アドレナリンやノルアドレナリン）が分泌されます。『はたらく内臓』では「心のストレスによって、時には死に至ることも!?」と、ストレスとホルモンの関係にも触れています。
　ストレスを受けた直後に分泌されるのがアドレナリンです。その後、ステロイドホルモンの一つである糖質「コルチコイド」が分泌され、ストレスに抵抗するための体内環境を整えます。**ただ、ストレスが長引くと疲弊して、副腎皮質のホルモン分泌が破綻して死亡する場合も。だから、長引くストレスは怖いのです。**

副腎が疲れると ストレスと戦えなくなる

この副腎の疲れ（副腎疲労）をテーマにしているのが『しつこい疲れは副腎疲労が原因だった』です。

ストレスの量が許容量を超えて副腎が対処できなくなると、副腎疲労が起こる。副腎でつくられるホルモンのなかでも、ストレスに対処するホルモンである「コルチゾール」が適量分泌できなくなり、ストレスと戦えなくなり、慢性的な疲労感をはじめ、さまざまな不調を引き起こす——ということが語られています。

著者の本間良子先生の夫で、医師の本間龍介先生も深刻な副腎疲労に悩まされ、日常生活を工夫することで回復した経験を持つそうです。

疲れきった副腎を休め、養生し、健康を取り戻す方法として、7つの「今日からできること」が紹介されています。具体的な内容は本を読んでいただければと思いますが、どれも特別なことではありません。**食事や睡眠、そしてストレス源（精神的なストレスのほか、食品添加物・化学物質などのストレスも）との付き合い方を見直す。**基本的な生活習慣の見直しが副腎の健康にも役立つということです。

回復の真実！

―その6―

自律神経も、血流も、やっぱり全部大事

Chapter 1-6
紹介する4冊

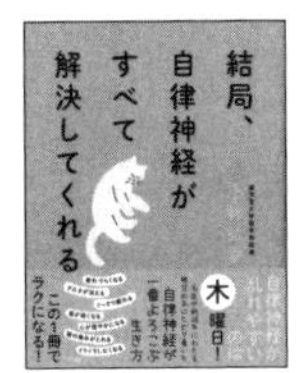

『結局、自律神経がすべて解決してくれる』

小林弘幸／アスコム／2021

自律神経の第一人者が、やさしい語り口調で、乱れた自律神経の整え方を教えてくれる。ほっこりしたイラストにも癒される。

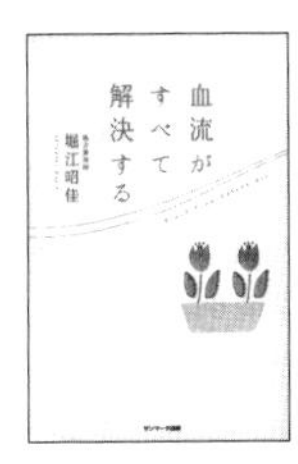

『血流がすべて解決する』

堀江昭佳／サンマーク出版／2016

漢方薬局で、5万件超の体質改善相談に応えてきた著者が気づいた血流の大切さ。血を「つくる・増やす・流す」とは。

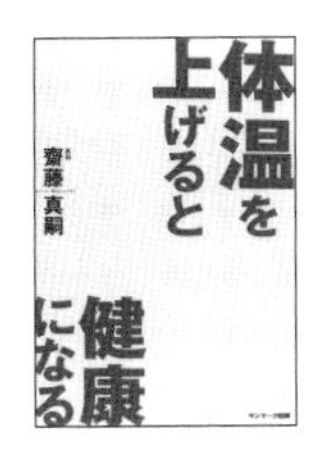

『体温を上げると健康になる』

齋藤真嗣／サンマーク出版／2009

体温が1度下がると免疫力は30％低下。ストレスで低体温が増えている現代、体温を上げることがいちばんの健康法、と説く。

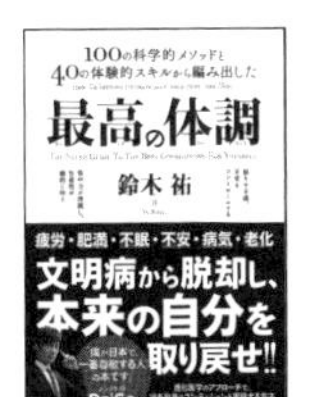

『最高の体調』

鈴木祐／クロスメディア・パブリッシング／2018

遺伝と現代の環境のミスマッチに不調の原因があると考え、そのミスマッチを修正し、本来の自分を取り戻す方法を解説。

Chapter 1-6

不調は、「自律神経を整えよ」というサイン

ここまで疲労回復や、長期的に疲れにくい体、健康で長生きできる体をつくるためのヒントを紹介してきましたが、「結局、何がいちばん大事なの？」と気になる方は多いのではないでしょうか。そこで、このChapterの最後に、「結局……」の答えをくれそうな本を紹介しましょう。

1冊目は、『結局、自律神経がすべて解決してくれる』。まさに、というタイトルですね。脳のなかの自律神経の中枢こそが疲れのメッカであることはすでに紹介しました。自律神経が全身の健康も左右していることは確かな事実です。

著者は、自律神経の本を数多く書いている、医師の小林弘幸先生。「『病院に行くほどではないけど、なんだか最近調子が悪いな』といった慢性的な不調については、まずは自律神経を疑ったほうがよさそうです」と語ります。

そして、自律神経が乱れると体には大きく分けて2つの「よくないこと」が起こる、と次のように紹介します。

> ひとつは「血管の収縮」。血液の流れが悪くなり、いわゆる「ドロドロ」の血液になりやすくなります。
> もうひとつは「脳と内臓のダメージ」です。これらは自律神経がコントロールしていますから、当然といえば当然ですよね。

『結局、自律神経がすべて解決してくれる』より

その結果、起きるのが、不安、不眠、情緒不安定、イライラ、集中力の低下などの「精神的不調」と、頭痛、動悸、息切れ、めまい、肩こり、便秘、肌荒れ、疲れやすくなる、倦怠感、冷え、息苦しい、手足のしびれなどの「身体的不調」なのです。

小林先生いわく、**自律神経を乱す大物の原因は、「ストレス」「不規則な生活習慣」「加齢」の3つ。**加齢はどうしようもありませんから、自律神経を整えるには、ストレスと生活習慣をいかに工夫するか、ということになります。

結局のところ、**大事なのは睡眠、食事、適度な運動なのです。**ストレスへの対処法については、「3行日記」や「音楽」など、小林先生流の習慣が紹介されています。くわしくは本を読んでみてください。

血流が滞ると体の動きが根本から崩れる

血管や血流も、全身の健康とのかかわりの深いキーワードです。血管・血流関連でベストセラーとなった1冊が、『血流がすべて解決する』。著者は出雲大社の門前で漢方薬局を営む薬剤師の堀江昭佳さんです。

この本では、血流が「心と体のすべての悩みを解決する」とし、血流を改善する方法を伝授しています。

なぜ血流がすべてを解決するのか。それは、血流は全身で次のようなとても大切な働きをしているからです。

①水分を保つ
②届ける（酸素、栄養、ホルモンを運ぶ）
③回収する（老廃物、二酸化炭素を回収する）
④体温を維持する
⑤体を守る（免疫力）

全身をくまなく巡り、これだけの大切な役割を果たしている血流が悪くなれば、これらが滞るということ。そうすると、体の働きは根本から崩れてしまいます。

水分のバランスが悪くなるため、むくむ。
酸素が届かずカロリーを燃やせないために、太る。
老廃物が回収されずたまるので、だるい。
熱が足りないために、冷える。
免疫力が下がるので、病気がち。

『血流がすべて解決する』より

不調に悩んでいるとしたら、血液が届かず、細胞の一つひとつが本来の力を発揮できていないだけ。著者の堀江昭佳さんは**「しっかりと血流を増やし、血を届ければ、あなたは今よりももっと元気に、もっと若々しくなることができます」**と語りかけ、血をつくり、増やし、流す方法を伝えています。

冷えを起こす原因が問題

血流が悪くなると引き起こされる不調の一つが、「冷え」です。この冷えも、昔から「万病のもと」といわれます。

冷えと全身の不調や健康との関連についての本も数多くありますが、なかでもベストセラーとなった1冊が2009年に出版された『体温を上げると健康になる』です。

著者で医師の齋藤真嗣先生は、現代は平熱が36度以下の「低体温」の人がとても増えていて、低体温になると病気に対する抵抗力が下がり、病気を招くことによって体内環境が悪化し、さらに低体温になるという負のスパイラルにはまり込んでしまう、と語ります。

低体温だとなぜ病気を招くのか。その理由として語られているのは次のようなことです。

- 体温が1度下がると、免疫力は30％も低くなる
- 低体温は体内を酸化させ、老化スピードを促進させる
- 健康な細胞は低体温だと新陳代謝が悪くなるが、がん細胞は35度台の低体温のときにもっとも活発に増殖する

逆に、**体温が１度上がると免疫力は５倍も６倍も高くなる**、と齋藤真嗣先生はいいます。理由の一つは、血液の流れがよくなること、もう一つは酵素の活性が高まることです。免疫機能を持った白血球が存在しているのは血液のなかなので、血流をよくしておくことは免疫力の向上につながります。そして、生命体が生きていくために、体内ではさまざまな化学反応が行われていて、その触媒となっているのが酵素です。その酵素が活性化するのが、体温が37度台のとき。

こうしたことから、体温が高いと免疫力が高まる、と説明します。

ここで肝心なのは、「なぜ体が冷えるのか」です。著者の

齋藤真嗣先生も指摘しているように、体温が低下しているのには原因があり、そこにアプローチしなければなりません。

冷えの最大の原因は何かといえば、筋肉が少ないことです。だから、日本人は冷え性が多く、欧米人にはほとんどいないのです。

私たちの体のなかで、単位体積あたりの発熱量がいちばん多いのは脳です。ただ、筋肉のほうが量は多いので、発熱量の総量がいちばん多いのは筋肉になります。筋肉のある人は、毛布と布団を一緒に抱えているようなもの。余談ですが、ボディビルディングの大会では会場の温度を低くしているそうです。あれだけ筋骨隆々の人が集まると、部屋も暑くなるのですね。

筋肉が多ければ発熱するので冷えません。そうすると、血行もよくなって、肩こりなどの不調も減ります。冷えが問題というよりも、冷えが起こる原因が問題なのです。

見えない炎症がパフォーマンスの低下を招く

「炎症」も、肥満やうつ、糖尿病などさまざまな病気や不調に共通するキーワードです。

日常生活に著しく支障が出るような強い疲労感が長期間（少なくとも半年以上）持続することを「慢性疲労症候群」といいますが、これも、脳内の炎症によって引き起こされることがわかっています。ちなみに、慢性疲労症候群は、健康な人の疲れが慢性化している状態とはまったく別のものです。名前がまぎらわしいのですが、慢性疲労症候群は、一般的にいわれる疲れとは異なり、治療が必要な“病気”です。本書でいう「疲れ」や「慢性的な疲労」は、あくまでも健康な人が感じる疲労のことですので、混同しないようにしてください。

サイエンスライターの鈴木祐さんが書かれた『最高の体調』では、現代人にありがちな不調の原因の一つに炎症を挙げます（ちなみに、もう一つは不安です）。そして、**体の炎症レベルが高い状態が続くと謎の疲れや不調を感じ、逆に長寿な人の共通点は体の炎症レベルが低いことだ**、と指摘しています。

炎症とは、体が何らかのダメージを受けたときに、それを修復するために働く反応のこと。例えば、風邪をひいたときに熱が出たり、蚊に刺されて皮膚が腫れたりといった反応は、わかりやすい炎症反応です。ただ、炎症は体の表面で起こるだけではなく、体内で「とろ火でじわじわと全身を煮込むような形で進行する」ことがあります。それが、不調を呼び、パフォーマンスの低下を招くのです。

自律神経、血流、冷え、炎症とキーワードが出てきましたが、「で、結局どれが大事なの？」という声が聞こえてきそうですね。でも、どれも大事なのです。なおかつ、自律神経が乱れれば血流も悪くなり、そうすれば体は冷え、炎症も起こる……と、互いにかかわり合っているのです。

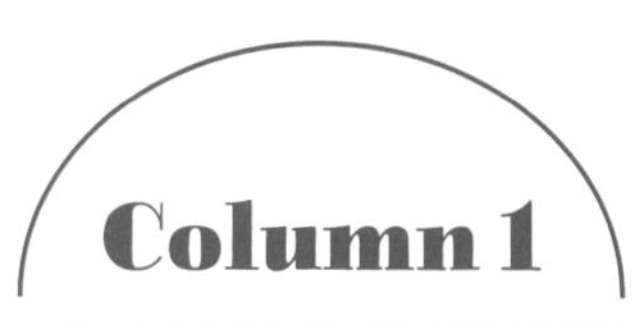

疲れの裏には筋肉量の低下が？
何歳からでも筋肉は育ちます

筋肉は、何もしなければ加齢とともにどんどん減っていきます。筋肉が少なくなると、体が冷えます。そうすると血流が悪くなってさまざまな不調を呼んでしまう。それだけではなく、体が冷えれば、自律神経は交感神経をがんばって働かせて末梢血管を収縮させ、熱が出ていくのを防がなければなりません。そうすると交感神経優位に偏って、自律神経の機能が低下してしまう。結果、疲れやすくなります。筋肉が少ないことはさまざまな意味で疲れやすい体につながるのです。

でも、筋肉は何歳からでも増やせます。筋トレで筋肉量を維持することも、疲れない体づくりの一つです。

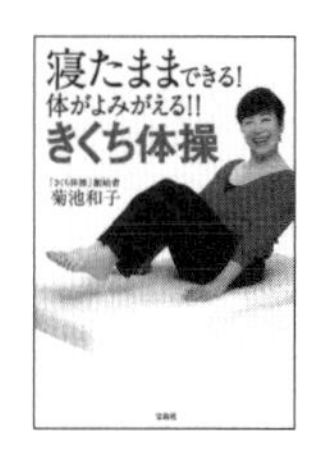

**『寝たままできる！　体がよみがえる!!
きくち体操』**

菊池和子／宝島社／2016

筋肉は命、筋肉が減ると生命力が落ちる。体のつながり、体と脳のつながりを感じながら体を動かすのが、きくち体操の極意である。

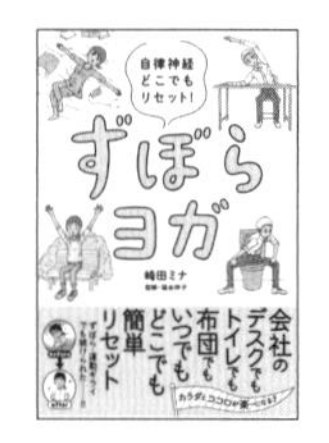

『自律神経どこでもリセット！　ずぼらヨガ』

崎田ミナ、福永伴子（監）／飛鳥新社／2017

運動嫌いでずぼらな著者でも続けられたヨガ・ストレッチをまとめたコミックエッセイ。気分転換に体を動かせば、心・頭・体のリフレッシュに。

アップデートしたい「食べ方」のスゴ技

体は食べたものでつくられている。
何を食べるか、どう食べるか、
そして食べたものを消化・吸収する
胃腸の健康も欠かせません。

回復の真実！

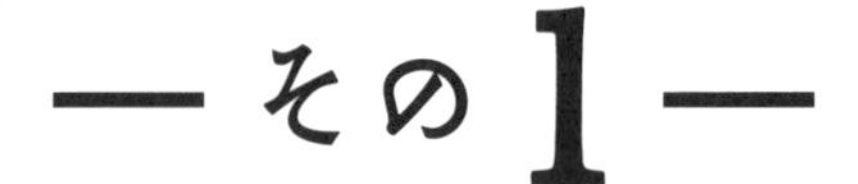

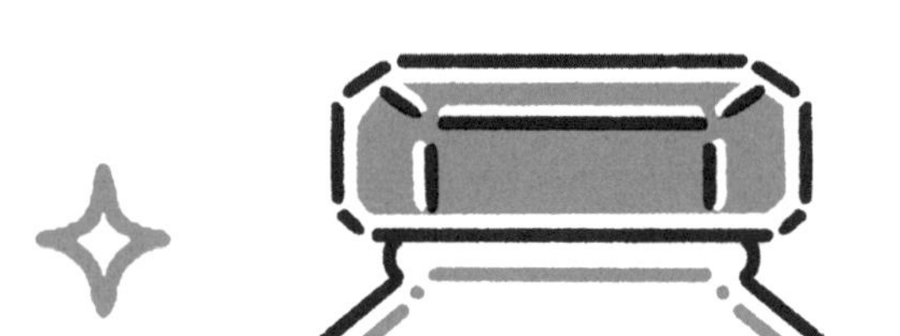

疲労回復食は、鶏むね肉一択！

Chapter 2-1
紹介する4冊

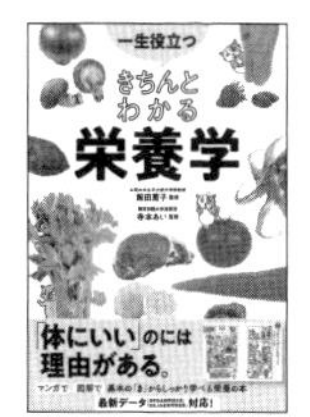

『一生役立つ　きちんとわかる栄養学』
飯田薫子、寺本あい（監）／西東社／ 2019

栄養学の基本の「き」に加えて、症状別の栄養素のとり方も。体調に合わせてページをめくり、食品を選ぶうちに、知識も身につく。

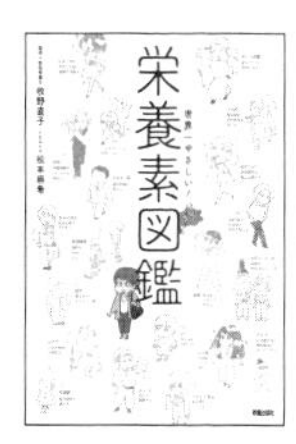

『世界一やさしい！　栄養素図鑑』
牧野直子（監）／新星出版社／ 2016

多彩な栄養素は体内でがんばっている。エネルギー源の糖質は“いつも燃えている熱血お兄さん”など、キャラクターがわかりやすい。

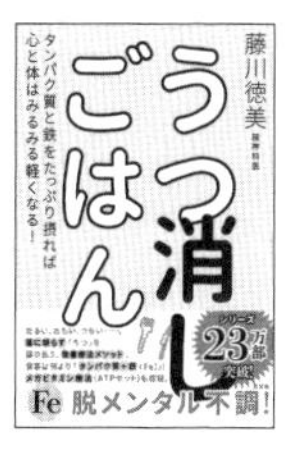

『うつ消しごはん』
藤川徳美／方丈社／ 2018

心の不調を訴える人のなかには質的な栄養失調が多い。そう気づいた精神科医の著者が送る、食事とサプリメントのアドバイス。

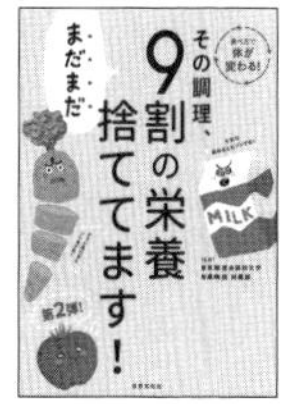

『その調理、９割の栄養捨ててます！』
東京慈恵会医科大学附属病院栄養部（監）／世界文化社／ 2017

長ネギは焼くと抗酸化力 2.5 倍、トマトは常温保存でリコピン 60％増など、些細なコツで「そんなに違う!?」と驚くこと間違いナシ。

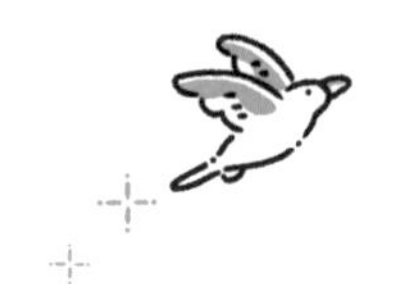

Chapter 2-1

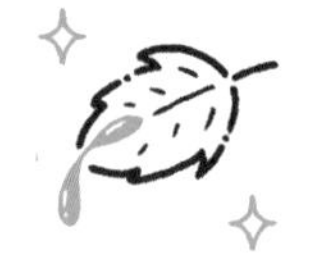

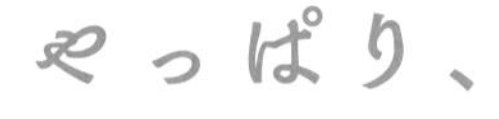

やっぱり、量よりバランスが命

疲れたときに、「エネルギーが枯渇して力が出ない……」なんて思うこと、ありませんか？

これ、まずあり得ません。一般の方のなかにはエネルギーの枯渇や不足が疲れの原因ではないかと考える方が結構いらっしゃいますが、**この飽食の時代、日本においては、総カロリーをとりすぎている人はいても、不足している人はほぼいません。**むしろ、食べすぎているからダイエットが必要な人のほうが多いですよね。

栄養の全体量は足りているとなったら、次に考えるべきは「バランス」です。

バランスのよい食事とはどういうことか、冒頭のマンガでわかりやすく説明しているのが『一生役立つ　きちんとわかる栄養学』。2匹のネコが、「バランスのいい食事っていうのは、人の体に必要なすべての栄養素が過不足なくとれる食事のこと」などと説明してくれています。

「一生役立つ」というタイトルのとおり、栄養学の基礎知識から、それぞれの栄養素の働き、不調時にとりたい栄養素、食材の活かし方まで、ひととおりの知識がギュッと詰まった1冊です。

栄養バランスのよい食事を考えるコツとして紹介されているのが、次のような方法。

・彩りで考える…白、赤、緑、黄、黒の5色を食卓に
・調理法が重複しないようにする…揚げる、炒める、蒸す、ゆでる、生で食べるなどの調理法が重ならないようにすると、油や塩分のとりすぎなどを避けられる
・食品群で考える…体をつくるもとになる「赤（主にタンパク質、ミネラル）」、熱や力になる「黄（主に炭水化物、脂質）」、体の調子を整える「緑（主にビタミン、ミネラル）」から偏りなく食材を選ぶことで栄養バランスのよい食事になる

そして、好きなものばかり食べていたり、ダイエットで偏った食べ方をしていたり、できあいのもので食事を済ませていたりすると栄養が偏りやすい、と注意をうながします。

逆にいえば、**1日3食、普通の食事をとればよいということです。**あたりまえですが、結局はバランスよく、適度な量を食べることに尽きます。

肉を食べている人ほど長生き

偏った食事をしなければ、特定の栄養素が不足することはあまりないと思いますが、現代の食生活では、つい炭水化物の量が増えがちです。一方で、不足しやすいのがタンパク質。特に動物性タンパク質をとることは意識していただきたいポイントです。つまりは肉、魚、卵など。

肉を食べてきたことが、人間の脳が発達したいちばんの理由だと考えられていますし、動物性タンパク質を食べている

人ほど長生きすることもわかっています。特に高齢の方は、動物性タンパク質をとっているかどうかで寿命が変わるので、積極的に肉や魚を食べていただきたいのです。

なぜ、植物性タンパク質よりも動物性タンパク質のほうがより大事なのかというと、理由の一つは「アミノ酸スコア」が高いから。

タンパク質は20種類のアミノ酸から構成されています。そのうちの9種類のアミノ酸は、「必須アミノ酸」と呼ばれ、体内で十分な量を合成することができないため、食事からとらなければいけません。この必須アミノ酸をバランスよく含んでいるかどうかの指標が、アミノ酸スコアです。

アミノ酸スコアが100に近い食品ほど、すべての必須アミノ酸がバランスよく含まれています。**動物性タンパク質のアミノ酸スコアは基本的に100です。**

このあたりの解説は、『世界一やさしい！　栄養素図鑑』が参考になります。

> 動物性タンパク質は一般に肉、魚、卵など、要するに動物から摂れるタンパク質だね。一方、植物性タンパク質は大豆や穀物、野菜などに含まれるタンパク質のことだ。脂質が少なそうな植物性タンパク質のほうがいいように思うかもしれないが、一概にそうともいえない。動物性タンパク質のほうがアミノ酸スコアは高いんだよ。おおざっぱに、動物性タンパク質のアミノ酸スコアは100と覚えておこう。

『世界一やさしい！　栄養素図鑑』より

この本では、三大栄養素とビタミン、ミネラル、そのほかの機能性成分について、それぞれキャラクター化しながら、どんな栄養素なのかを教えてくれます。ちなみに、タンパク質は、筋肉や皮膚、内臓、髪の毛、血液など体のあらゆる部分をつくる材料になることから、“マッチョな土木作業員”として描かれています。

脳疲労にズバリ効く イミダペプチド

精神科医の藤川徳美先生の『うつ消しごはん』でも、まず第1章で「肉をたくさん食べなさい」と、動物性タンパク質の大切さを伝えています。藤川徳美先生は、栄養療法を土台に、精神科治療を行っていて、なんとなく不調を感じるという“病気予備群”の場合、まずは食事内容を見直すことが大事といいます。その第一歩として強調するのが、タンパク質を増やすこと。タンパク質は体のさまざまな部分の原料になっていますが、**脳内での情報伝達を担う神経伝達物質の原料**にもなっています。そのため、タンパク質が不足すると、心の不調にもかかわるのです。

では、何からタンパク質をとるかという点では、**やはり動物性タンパク質のほうが、さまざまなアミノ酸をバランスよくとるには効率的**と、藤川徳美先生はいいます。肉は少なくとも毎日200ｇは食べるようアドバイスしています。

そのうえで、牛肉はタンパク質に加えて鉄分が豊富、豚肉は100ｇ程度で1日分のビタミンB_1がとれる、鶏肉は消化がいい、ラム肉には鉄分や亜鉛が豊富――と、それぞれのよさが紹介されています。

なかでも抗疲労効果に優れているのが、鶏むね肉です。

鶏むね肉には、「イミダペプチド」という成分が豊富に含まれていて、これが脳の自律神経に作用し、抗酸化力を発揮してくれるのです。

疲れの根本的な原因は、自律神経の中枢が活性酸素による酸化ストレスを受けることでした（P.34参照）。イミダペプチドはまさに脳の疲れにピンポイントで働いてくれます。

大阪市立大学（現在の大阪公立大学）が実施したイミダペプチドのヒト臨床試験では、**イミダペプチドを1日200mg摂取することで、疲労感もパフォーマンスも、血液検査や尿検査での酸化ストレスマーカーも、すべて改善されることが証明されています。**

イミダペプチドは、肉類に含まれますが特に豊富なのが鶏のむね肉。抗疲労効果を発現させるには、体に吸収される量として**1日200mg以上**が必要ですが、水溶性のため料理中に流れ出ることもあります。料理中の喪失量や消化吸収力を考慮して、鶏むね肉70～100gの摂取をおすすめします。コンビニやスーパーで売られているサラダチキン１個がその量に該当します。塩分などが気になる方はイミダペプチドのサプリメントを利用するのもよいでしょう。

酸っぱいものも抗疲労効果アリ

ところで、酢の主成分の一つである**「クエン酸」には抗疲労効果があります。**

加齢とともに栄養の吸収率は下がっていくので、「どうせ食べるなら、ムダなく栄養をとらなきゃ損！」と、食材の食べ方を教えてくれる『その調理、9割の栄養捨ててます！』では、骨つき鶏肉は「＋酢」の食べ方をおすすめしています。

お酢と一緒に煮ることで、骨のなかのカルシウムが煮汁に溶け出し、水煮に比べてカルシウムが1.8倍以上にアップするそう。また、水で煮ると30％しか体内に取り込めないカルシウムの吸収率が、お酢だと約2倍に上がるそうです。

加えて指摘されているのが、お酢の疲労回復効果。

> 鶏肉は粘膜を強くして風邪を防ぐ、ビタミンＡも摂取できるので、「疲れがたまって体調を崩しそう…」という時に「鶏のお酢煮」はぴったり！

『その調理、9割の栄養捨ててます！』より

そう、疲労回復や風邪予防にもよいと紹介されています。

クエン酸は、1日2700mgを4週間とり続けると疲労が軽減されるとのデータがあります。クエン酸は酸味を示す成分で、お酢のほか、梅干しや酸味のあるフルーツにも多く含まれています。**黒酢なら大さじ1杯、梅干しなら2個、レモンなら2個が1日の目安です。**

クエン酸が疲労の緩和に役立つのは、体内でエネルギーをつくりだす工程を助けるから。イミダペプチドのように脳の疲れの根本原因に働きかけるわけではありませんが、鶏むね肉を使った料理を食べるときに、調理に酢を使う、酢のものを合わせる、クエン酸ドリンクを飲むといったように組み合わせると、より効果的です。

回復の真実！

—その2—

血糖値を急上昇させない

Chapter 2-2
紹介する4冊

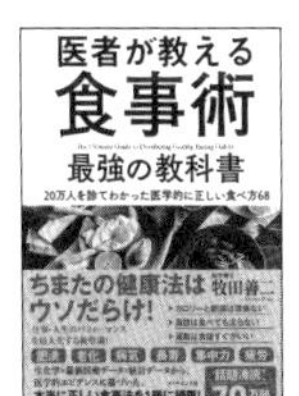

『医者が教える食事術　最強の教科書』

牧田善二／ダイヤモンド社／2017

日々の食事が健康格差を生む。鍵は血糖値をコントロールする食べ方。肥満・老化・病気のメカニズムとともに食事術がわかる。

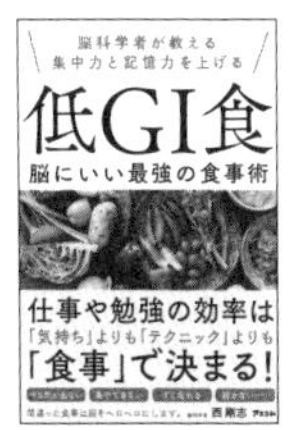

『低 GI 食　脳にいい最強の食事術』

西剛志／アスコム／2021

仕事中の眠気や夕方のガス欠……。1日のパフォーマンスを上げたい人におすすめ。カラーページに食事・お弁当・間食のレシピ集も。

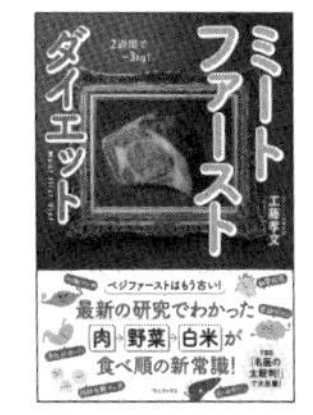

『ミートファーストダイエット』

工藤孝文／ワニブックス／2019

ベジファーストよりミートファースト。肉を食事の最初に食べると健康的にやせられる。「なぜ？」と思ったら読んでほしい。

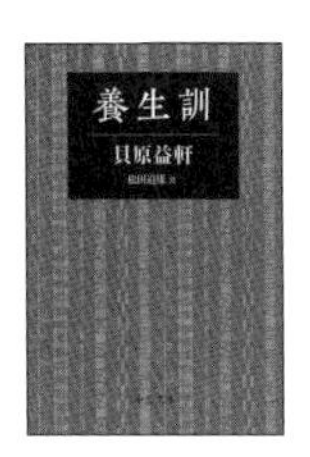

『養生訓』

貝原益軒（著）、松田道雄（訳）／中公文庫／2020

長命する人が少ないのは、養生の術がないから。84歳まで生きた貝原益軒が死の前年に完成させた、江戸時代のベストセラー健康書。

Chapter 2-2

血糖値の急上昇・急降下が不健康を招く

糖質制限ダイエットが広まり、「糖質との付き合い方＝ダイエット法」というイメージを持っている人は多いかもしれません。しかし、糖質のとり方は、疲れを防ぎ、疲れにくい体をつくる意味でも大切です。

ビジネスパーソンを悩ませる病気や不調の9割以上は血糖値の問題と言い切るのは、糖尿病専門医で『医者が教える食事術　最強の教科書』の著者、牧田善二先生です。

> 血糖値が高いことで免疫力が落ち、さらには「AGE」という悪玉物質が体の中でつくられ老化が進みます。血糖値が高ければ、血管も内臓も、皮膚などの外見もぼろぼろになってしまうのです。
>
> また、血糖値が安定しないことで、イライラ、眠気、倦怠感、吐き気、頭痛といった不快な症状も招きます。
>
> まさに血糖値は、健康管理における最大のカギと言えます。

『医者が教える食事術　最強の教科書』より

ここで、血糖値と糖質について簡単に説明すると、血糖値とは血液中に含まれるブドウ糖の濃度のことで、健康診断では空腹時血糖値やヘモグロビンA1c（過去1〜2カ月の血糖値の平均）が調べられます。この血糖値を上げるのが糖質です。ごはんやパン、麺類などの主食や、果物、お菓子、清涼飲料水などの甘いものに多く含まれています。

糖質を含む食べ物を食べれば必ず血糖値は上がりますが、「何を食べるか」「どう食べるか」で上がり方はさまざま。

健康な人であれば、血糖値は空腹時で80〜90mg/dl前後、食事をすれば1時間後に120mg/dlくらいまで上がるものの、すい臓からインスリンというホルモンが分泌されて、やがてゆっくりと下がっていきます。こうしたゆるやかなカーブであればいいのですが、一度に大量の糖質をとると、30分ほどの短いスパンで血糖値が急上昇し、慌てて大量のインスリンが分泌されるため、今度は血糖値が急下降してしまう。これを「血糖値スパイク」といいます。

血糖値がぐんと上がったときには、セロトニンやドーパミンといった脳内物質が分泌されて快な気分になるものの、血糖値が大きく下がると、一転してイライラしたり、眠気に襲われたりと、不快な症状が出ると牧田善二先生はいいます。この**血糖値スパイクが疲労感や眠気、だるさをつくり、日々のパフォーマンスを下げるのです。**

血糖値を上げにくいのは
低GI食

ということは、糖質は控えたほうがいいのでしょうか。

「糖質が少なすぎても、多すぎても、脳は十分に機能できません。『血糖値スパイク』を起こさないように食べることが大切になります」。こう語るのは、脳科学者で『低GI食 脳にいい最強の食事術』の著者、西剛志先生です。

脳がエネルギーとしてもっとも効率的に利用できるものは

糖質のみ。だから糖質は必要です。1日の摂取エネルギーの50〜60％は糖質でとったほうがいい、というのが一般的な考え方です。

一方で、一度にたっぷりの糖質をとれば、血糖値スパイクを引き起こし、血糖値の急下降とともに、脳もエネルギー不足を引き起こします。そのため、血糖値を急激に上げない食べ方が大事になるのです。その方法として西剛志先生が推奨するのが、「低GI食」。つまりは、糖質を選ぶこと。

GI値とは食後の血糖値の上昇度を表す指数で、100に近いほど血糖値を急激に上げ、低いほどゆるやかです。では、どうやってGI値の高い食品と低い食品を見分けるのか。西剛志先生が挙げるポイントは次の3つです。

①甘すぎるものは要注意

②炭水化物は、白い食べ物より黒い食べ物を選ぶ

白米より茶色の玄米、白いパンより茶色のライ麦パン、うどんよりそばのほうがGI値は低い。

③食物繊維が多いものを選ぶ

食物繊維は糖の消化吸収をゆるやかにしてくれる。

食物繊維に関連して、**ごはんは冷えたもののほうが血糖値スパイクを起こしにくい**という裏技も紹介されています。

お米やパスタ、うどんといった炭水化物の糖質には、食物繊維と同じような働きをする「レジスタントスターチ」という"消化しにくいでんぷん"が含まれていて、冷ますと増えるのです。炊き立てのお米を冷ますと、レジスタントスターチの量はなんと約1.6倍に。ですから、もし可能なら昼食は手作り弁当がいいですよ、と西剛志先生はいいます。

ベジファーストより ミートファースト

私は以前、24時間血糖値を測り続けるツールを使って、2週間の血糖値の推移をチェックしたことがあります。ふだんは食後でも150mg/dlを超えることはまずなかったのですが、200mg/dlを超えたことが2回だけありました。それは、一人で行った回転寿司と、一人で入った喫茶店のエビピラフです。

どちらも白米ですね。そして一人だったので食べるペースも速かったのだと思います。回転寿司では10皿ほどを15分で食べたら見事に血糖値が上がりました。お寿司のシャリは、10貫弱でごはん茶碗1杯分。10皿（20貫）ということは茶碗2杯分の糖質を一度にとってしまったということです。

一人で行く回転寿司は、つい食べるペースが早くなりがちなので、お気をつけください。

逆に意外と血糖値が上がらなかったのが、焼き肉です。タン塩、カルビ、ロース……と最初に肉を食べて、〆でビビンバまでいただきましたが、140mg/dlも超えませんでした。この食べ方であれば、血糖値はそこまで上がりません。

この“肉を最初に食べること”を推奨しているのが、内科医の工藤孝文先生の『ミートファーストダイエット』です。血糖値の乱高下を抑えられて太りにくくなる、食欲を抑えられて少食になる、とその効果を語ります。

一般的には「ベジファースト」といわれますよね。これは食物繊維が豊富に含まれる野菜を先に食べることで、糖の吸収・消化を遅らせるのが狙いです。それに対してミートファーストでは、肉の脂質によって分泌されるインクレチンというホルモンが深くかかわっています。

> インクレチンの成分がすい臓に働きかけ、血糖値を調整するホルモン＝インスリンを必要に応じて増やし、さらに血糖値を上昇させるグルカゴンの分泌も抑えてくれるのです。
>
> 肉はほとんど糖質を含まない上、インクレチンによる血糖抑制作用があるため、食事のはじめに食べることで効果が最大限に発揮されるのです。

『ミートファーストダイエット』より

また、以前は、私たちが満腹感を得るのは、食事をとって胃が物理的にふくらむことに加えて、血糖値が上がると満腹中枢が刺激されるからだと考えられていました。ところが最近では、タンパク質を一定量とることで満腹感を感じやすくなる、つまりは、**タンパク質をしっかりとらない限り満腹感を得られない**ことがわかってきたのです。

食事をとってから血糖値が上がるまでにはタイムラグがあるので、血糖値の上昇を待っていれば、つい食べすぎてしまいがち。**タンパク質である肉を先に食べることで早めに満腹感が得られて自然に少食になる**とは、そのとおりなのです。

だから、食べる順番をつけるとすれば「肉→野菜→炭水化物」。ちなみに、焼肉も、白ごはん片手に肉を食べていたら血糖値は上がります。炭水化物は最後というのは絶対です。

高血糖の対抗策は歩くこと

とはいえ、つい血糖値スパイクを引き起こしそうな食べ方をしてしまったら？　そんなときには歩きましょう。

私たちの体には、血糖値が下がったときにカバーするしくみが複数用意されていますが、高血糖を抑えるしくみはインスリンのみ。そのインスリンがしっかり働いていればそう心配することはありませんが、インスリンの働きが低下している糖尿病予備軍の人の場合、食後に血糖値の乱高下を招きやすいので、**体を動かすことで糖の消費をうながしましょう。**

江戸時代の儒学者、貝原益軒が残した『養生訓』にも、こんな一節があります。

> 毎日、食後にはかならず庭のなかを数百歩しずかに歩くがよい。雨の日は部屋のなかを何度もゆっくり歩くがよい。こうやって毎日朝晩運動すれば、鍼灸を使わないでも、飲食や気血のとどこおりがなく、病気にならない。

『養生訓』より

血糖値といった言葉こそ使われていませんが、食後に歩きなさいと書かれているのです。食べてすぐに動くのは好ましくありませんが、**外食であればお店を出たらちょっと歩く、自宅であれば食後の片づけを率先してする**などして、とりすぎた糖質を消費しましょう。

回復の真実！

─その3─

食べる「時間」を工夫する

Chapter 2-3

紹介する4冊

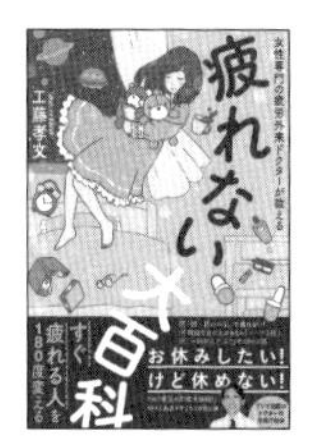

『疲れない大百科 -女性専門の疲労外来ドクターが教える-』

工藤孝文／ワニブックス／2019

寝る前には水出し緑茶を、パジャマはシルクが至高、午後3時からはレモン水など、今日から取り入れたくなる疲れない習慣が満載。

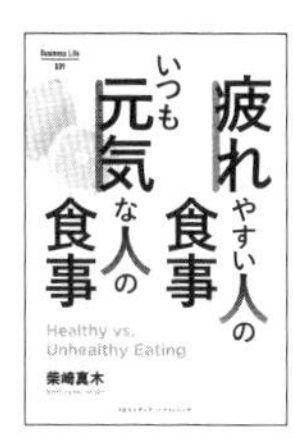

『疲れやすい人の食事 いつも元気な人の食事』

柴崎真木／クロスメディア・パブリッシング／2016

よい食事をしなければ元気になれない。アスリートの栄養面を支える著者の実感だ。疲れやすい・太りやすい人の28の特徴を紹介。

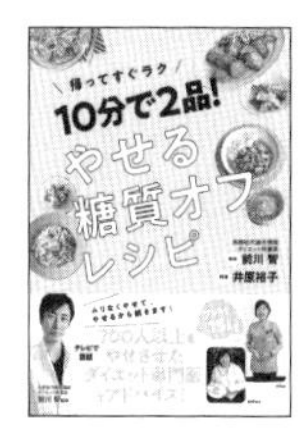

『10分で2品！ やせる糖質オフレシピ』

前川智（監）、井原裕子（著）／西東社／2019

コンセプトは「帰って10分でできる」。メインとサブの2品献立、ワンディッシュ、つくりおきおかず、糖質オフおやつのレシピ集。

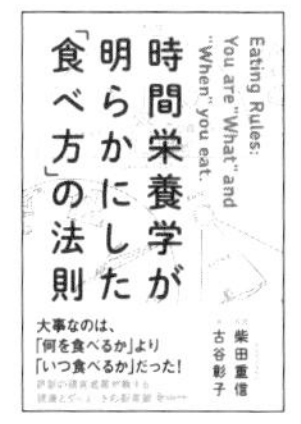

『時間栄養学が明らかにした「食べ方」の法則』

古谷彰子（著）、柴田重信（監）／ディスカヴァー・トゥエンティワン／2014

同じものを食べるにしても「食べる時間」で太りやすさも体調も変わる。体内時計を上手に調節する食べ方をしっかり学べる1冊。

Chapter 2-3

太りやすい時間帯、太りにくい時間帯を知る

昼食後、午後のひと仕事を終えて、3時のおやつを。この「3時」という時間、実は医学的にも理に適っているのです。

鍵を握るのが、「BMAL1（ビーマルワン）」と呼ばれる時計遺伝子です。

仕事に人付き合いに家事に育児……と休みたいけど休めない、そんな忙しい女性に向けて、元気になれる“ちょっといいこと”を教えてくれる『疲れない大百科』から引用しましょう。著者は『ミートファーストダイエット』の工藤孝文先生です。

> 私たちの体には、BMAL1（ビーマルワン）と呼ばれる物質が備わっています。日中の活動や睡眠のタイミングをコントロールしている時計遺伝子の1つで、体内の脂肪細胞の分化にも深く関わっています。
>
> BMAL1がもっとも少なくなるのは昼の2時。ゆえに甘いものなどカロリーの高いものを食べるなら、日中の2～4時頃が圧倒的におすすめです。

『疲れない大百科 -女性専門の疲労外来ドクターが教える-』より一部省略

BMAL1は生活リズムを調節する時計遺伝子の一つで、その量は時間とともに増減します。このBMAL1には脂肪を増やす作用もあるので、**その量がもっとも少なくなる午後2時**

前後は比較的脂肪をため込みにくい時間帯なのです。

逆に深夜はBMAL1の量がいちばん増える時間帯。そのため夜10時から朝方までは同じカロリー量を食べても吸収効率が上がって太りやすくなってしまうので、**夕食は夜9時までに済ませましょう**、と工藤孝文先生は指摘します。

肥満と疲労の関係についてはChapter5であらためて解説しますが、太ると疲れやすくなりますし、さまざまな生活習慣病のリスクも上がります。太りにくい時間帯、太りやすい時間帯を意識して食べることは、ダイエットだけではなく、疲労を防ぐ、疲れにくい体をつくるためにもよいことです。

遅い夕食には「分食」を

日によっては、忙しくてどうしても夕食が遅くなることもありますよね。そんなときのテクニックとして、工藤先生が提案するのが、**夕食の一部を早めに食べて空腹を緩和する「分食」です。**

お腹を空かせたまま食事をとると、遅い時間であっても、つい食べすぎてしまいます。ドカ食いを防ぐためにも、そしてドカ食いによる血糖値の乱高下を防ぐためにも分食は有効で、糖尿病治療でも取り入れられているそう。

この、分食テクニックは、アスリートの栄養サポートを行っている管理栄養士の柴崎真木さんも『疲れやすい人の食事　いつも元気な人の食事』ですすめています。

アスリートの場合、1日に必要なエネルギーが多いので、1日3回の食事では補いきれないエネルギーや栄養素を間食で補う「補食」をとるそうです。ただ、一般の人がそのままマネすれば単純に食べる量が増えて、肥満や生活習慣病につながります。そこで、例えば、**残業する、終業後にスポーツクラブに行くなど、夕食が遅くなりそうなときには1食を0.2食+0.8食と分けて食べる**ことを、柴崎真木さんは提案します。

特に運動をする人は、16〜17時頃におにぎりやパンなど、炭水化物のとれるものをあらかじめ食べておくとよい、とのこと。

> 特にスポーツクラブに行ってトレーニングをする人は、エネルギー不足の状態でトレーニングをすると筋肉を分解してしまうため、せっかくの運動が台無しになってしまいます。また、運動後たんぱく質をとることで筋肉が合成されやすくなることから、夕方の分食スタイルはトレーニング効果を高めることにもなります。

『疲れやすい人の食事　いつも元気な人の食事』より

とはいえ、「分けて食べる」のであって、総量は増やさないこと。これ、大事なポイントです。

また、分けて食べるといってもダラダラ食べにはならないように。血糖値が下がりきらないうちにダラダラ食べると長時間高血糖が続き、体内の糖化が進んでしまうためよくないそう。

ダラダラ食べてしまうのは、大抵しょっぱい系か甘い系ですよね。つまり、糖質と脂質が増えがち。食べる中身もよくありません。

もう一つ付け加えると、夕食が遅くなりそうだから分食するときには、最後の食事が寝る直前になりやすいもの。その場合は、**こってりした料理は避けて、低脂肪で消化のよい食べ物を選びましょう。**消化に時間のかかるものは自律神経への負担を増やし、睡眠を邪魔してしまいます。

朝の食事は脂肪になりづらい

食べることは、当然、エネルギーをとること。ですが、実は「食事誘発性熱産生」といって、食べるのと同時にエネルギーの消費もうながされます。食事でとったエネルギーの一部が熱に変わって消えるのです。

食事をすると、体がポカポカ温まりますよね。その正体がコレ。ちなみに、食事誘発性熱産生は「何を食べるか」で変わります。タンパク質をとったときがいちばん大きく、摂取エネルギーのなんと約30％が熱に変わるといわれています。糖質は6％、脂質は4％ほどなので、タンパク質がダントツで多いのです。つまり、**タンパク質がいちばん脂肪としてたまりにくい**ということですね。

そして、この食事誘発性熱産生の量は「いつ食べるか」でも変わります。先ほどの『疲れやすい人の食事　いつも元気な人の食事』では、こんな研究結果を紹介しています。

同じ食事を「朝・昼・夕」食べた場合と、「昼・夕・深夜」食べた場合の食事誘発性熱産生を比べたところ、朝の食事では、深夜の食事に比べて4倍も熱に変わりやすかった、と。つまり、**朝のほうが脂肪としてたまりにくい、逆に深夜はやっぱりたくわえられやすい**のです。

脂肪を増やすBMAL1が多いのも夜。食べたものが熱に変わりにくいのも夜。**夜に口にするものは特に選ぶ意識が大切**ですね。

例えば果物。果物はヘルシーなイメージがあるかもしれませんが、糖質は多めです。だから、夜は避けたほうがいい。

料理研究家の井原裕子さんがレシピを担当し、長野県の病院でダイエット科を担当する医師の前川智先生が監修した『10分で2品！　やせる糖質オフレシピ』では、「糖質オフの食材選び」と題したページで、果物について「果糖という糖質が多い」「午前中にとること」とのワンポイントアドバイスが示されています。

それに、果物は、抗酸化作用のあるポリフェノールが豊富です。活性酸素が発生しやすい、活動量の多い日中に備えて、**朝、果物でポリフェノールをとっておけば、抗疲労効果も期待できます。**

「ごはん＋焼き魚」朝食で体内時計をリセット

こうした「いつ食べるか」に着目して食事の影響を考えるのが「時間栄養学」です。『時間栄養学が明らかにした「食べ方」の法則』は、まさに、同じものを同じ量食べても、食べる時間帯によってこんなにも違うのか、と教えてくれます。

食べる時間で変わる理由は、私たちの体には「体内時計」があるから。体のなかのあらゆる細胞に体内時計があるのです。

この体内時計（24.5時間）と1日24時間とがうまくかみ合った生活をしていないと、さまざまな病気・体調不良の原因になることもわかってきています。

『時間栄養学が明らかにした「食べ方」の法則』より

体内時計を調節するためにまず大切なのが朝食です。地球の1日は24時間ですが、私たちの体にある体内時計は少し長い24.5時間なので、毎朝リセットしてあげる必要があります。その方法が、光の刺激と食事の刺激なのです。

Chapter1では、自律神経をやさしく目覚めさせたり、セロトニンを出したりするのに、朝日を浴びることと朝ごはんを食べることが大事ですよ、と紹介しました。この2つはどちらも、体内時計を整える意味でも欠かせない朝の習慣なのです。

さらに、この本ではどんな朝食がより体内時計のリセット効果が大きいのかも紹介しています。それによると、**「高GI食」「魚の油」が体内時計を動かしやすいそう。「ごはん＋焼き魚」「ツナサンド」などの朝食が理想的**、と著者の古谷彰子さんはいいます。

朝、しっかり体内時計をリセットして生活リズムが整えば、よい睡眠にもつながります。

回復の真実！

—その4—

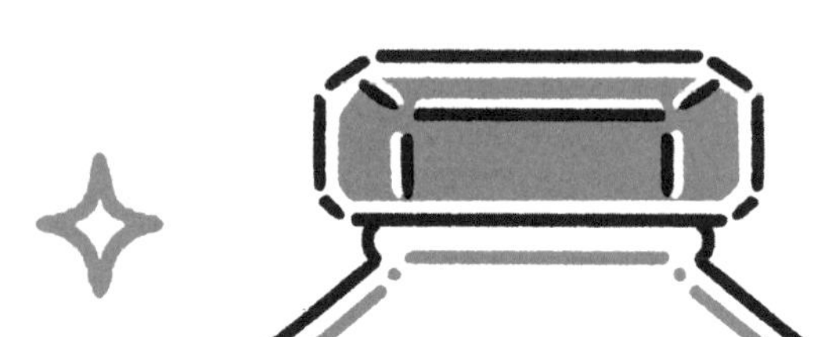

胃腸の負担を軽減する

Chapter 2-4

紹介する4冊

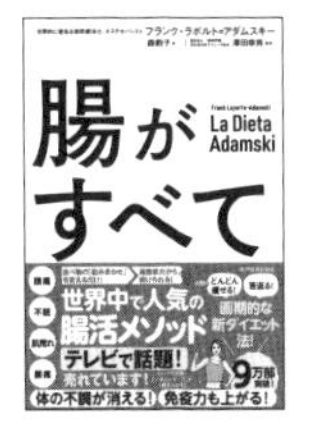

『腸がすべて』

フランク・ラポルト=アダムスキー（著）、森敦子（訳）、澤田幸男（監）／東洋経済新報社／2020

食べ物の消化速度に着目した「アダムスキー式腸活法」。腸の健康を保つために消化速度の違う食品を一緒にとらないよう説く。

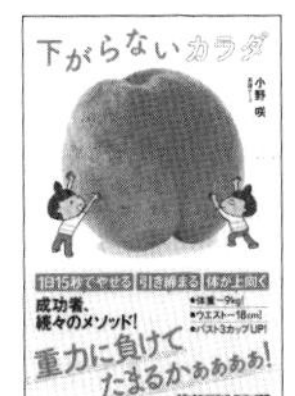

『下がらないカラダ』

小野咲／サンマーク出版／2017

体が垂れる原因は腸の位置にあった。腸が下がると、見た目も腸の働きも血流や代謝も悪化。1日15秒の腸ストレッチで腸が上がる！

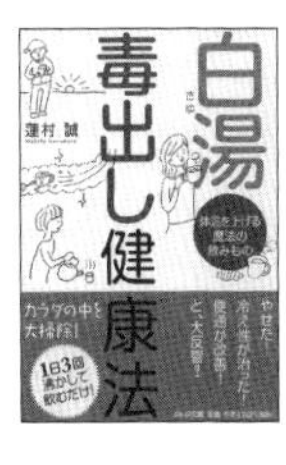

『白湯（さゆ）　毒出し健康法』

蓮村誠／PHP 研究所／2010

ただ白湯を飲む。そのシンプルな習慣で消化力が高まり、体全体の代謝力が上がるという。「完全な白湯」とは？ 奥深い白湯健康法。

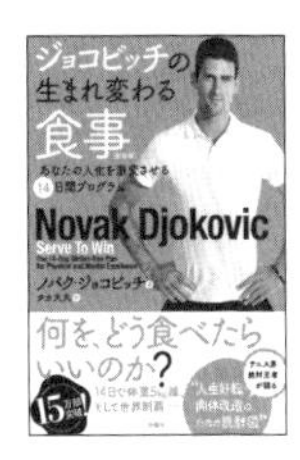

『ジョコビッチの生まれ変わる食事［新装版］』

ノバク・ジョコビッチ（著）、タカ大丸（訳）／扶桑社／2018

試合中に見舞われた謎の発作は、小麦グルテン不耐症が原因だった。史上最高テニスプレーヤーが明かす自分に合う食事の見分け方。

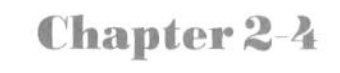

どんなスーパーフードも腸次第

健康効果を得るためには胃腸の働きを取り戻し、高めることが大切。これから紹介する3冊は、どれも胃腸の働きを底上げする方法を伝える本です。

1冊目は、著者の考案したアダムスキー式腸活法を紹介する**『腸がすべて』**。冒頭、いかに胃腸の状態が大事か、ブルーベリーを例にこんなふうに語っています。

> ブルーベリーは「アントシアニン」という抗酸化物質をもち、それが目の網膜にある「ロドプシン」というたんぱく質に作用するため視力の回復に役立つといわれています。なるほど、完璧な理論です。
>
> しかし、消化管がふさがれて働きが低下していたら、ブルーベリーに含まれるありがたい抗酸化物質は血中までたどり着けず、健康効果も得られません。
>
> むしろあまり長い間腸内にとどまったブルーベリーは腐敗し、このブルーベリーがさらに腸をふさぐことになります。
>
> こうした悪循環が何年も続くと、健康状態は悪化の一途をたどります。

『腸がすべて』より

つまり、どんなスーパーフードを食べても、消化管が正常に働いていなければ、恩恵を受けられないということ。

そこで著者が提唱するのが、「消化の速い食品」と「消化の遅い食品」を組み合わせないようにするアダムスキー式腸活法です。**消化スピードの異なる食品を一度の食事で一緒に食べてしまうと、消化にかかる時間は通常の3倍以上になり、消化管は自浄に必要な休憩時間が取れなくなり、有害な汚れがこびりついていく**、と著者は指摘します。

下がった腸を上げれば血流も代謝もよくなる

次に紹介するのが、看護師として小児集中治療室で働くなかで腸の大切さに気づき、便秘外来で学び、美腸エステサロンを立ち上げた小野咲さんの『下がらないカラダ』です。

がんばってもやせない理由は、便秘や筋力の衰えで下がった腸の位置にあった、と小野咲さん。腸が下がるとほかの臓器も引きずられて全身に「垂れ」を招きます。また、腸の働きも悪くなり、さらには、腸の後ろを通る大きな血管が圧迫されて、血流も悪くなれば代謝も悪くなり、むくみ、冷えにつながって老廃物や便もたまりやすくなる、と。

この下がり腸を改善する方法として小野咲さんが提唱するのは腸ストレッチですが、そのほか、**オクラや納豆、山芋、海藻などのネバネバ食に含まれる「ムチン」や、「オリゴ糖」**など、おすすめの食べ物も紹介されています。

ムチンを構成する水溶性食物繊維も、オリゴ糖も、腸内の善玉菌のエサになり、善玉菌を増やしてくれます。

3冊目に紹介するのが、インドの伝統医学であるアーユルヴェーダにくわしい蓮村誠先生の『**白湯　毒出し健康法**』。

> わたしたちが食事をすると、食べたものは食道から胃に入って、十二指腸、小腸と消化されながら進み、栄養素が小腸の壁から吸収されます。このときに、胃や十二指腸、小腸の働きが不充分だと未消化な状態のままで栄養素はからだに吸収されてしまいます。
>
> この未消化物が、毒素です。

『白湯　毒出し健康法』より

さらに、消化力が弱っていると、食べたものがきちんと栄養素やエネルギーにならず、過剰な糖やコレステロールとして血液中にたまったり、尿酸として関節にたまったりしてしまう、ともいいます。

そこで、**消化力を高める“魔法の飲み物”と蓮村誠先生が紹介するのが、白湯**です。体を洗うときにお水やお湯を利用するように、白湯を飲むと内臓を掃除することができる、朝起きていちばんに白湯を飲むと胃腸が温まり代謝が上がる、1日3回の食事とともに少しずつ飲むと消化を助けてくれるなど、白湯のよさが語られています。

日本人にとって
グルテンフリーは？

最後に紹介するのは、テニスプレーヤーのノバク・ジョコビッチ選手の『**ジョコビッチの生まれ変わる食事**』です。

ジョコビッチ選手は、試合中に突然呼吸困難に襲われ、力を発揮できなくなることがあったそうです。その原因に気づくきっかけは、たまたま試合のテレビ中継を見ていた祖国セルビアの栄養学者からもたらされました。試合中にジョコビッチ選手が倒れる姿を見て、呼吸困難の原因は消化システムの不具合にあり、それによって腸内で毒物が発生しているのではないかとの見立てを伝えたのです。

その後、小麦に含まれるタンパク質のグルテンに過敏に反応してしまうグルテン不耐症があることが発覚し、食事を見直したところ、生まれ変わることができたという話です。

この本をきっかけに、小麦製品を食べないようにするグルテンフリー生活にトライした方もいるかもしれませんね。

そもそもグルテンフリーは、グルテンをとると免疫反応が過剰に働き、小腸で炎症を引き起こしてしまう「セリアック病」という病気の患者さんのために生まれた食事療法です。このセリアック病は欧米では多くみられますが、日本ではほとんどいません。同じように、グルテン不耐症の人も日本人にはそんなにいないのではないかといわれています。ですから、日本人にとって体質改善のためのグルテンフリーにどこまで効果があるのかは、正直なところわかりません。

ただ、**自分の腸に合った食事を意識することは大切**です。ジョコビッチ選手は**自分の体（腸）に合った食事に変えたことで体調だけではなく、メンタルも安定して、思考がクリアになった**と語っています。

腸の健康が脳の健康も左右する。これは最近わかってきた注目のトピックです。次のテーマで紹介しましょう。

回復の真実！

ーその5ー

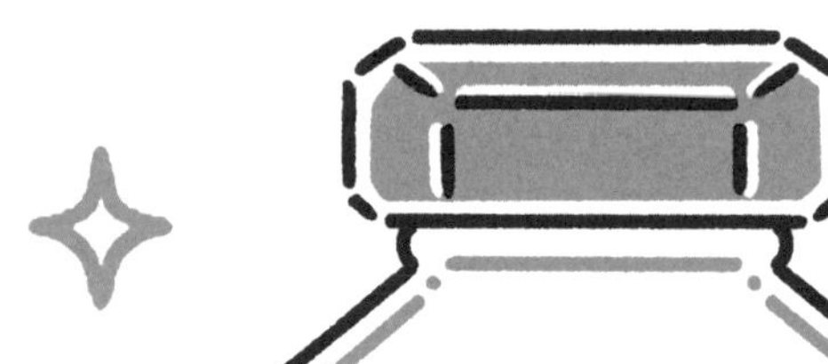

時代は菌活！「短鎖脂肪酸」を育てる

Chapter 2-5

紹介する4冊

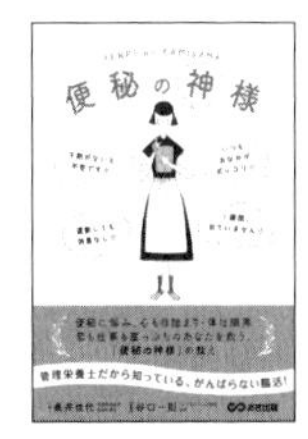

『便秘の神様』

長井佳代（著）、谷口一則（監）／あさ出版／2022

便秘は心の目詰まり。便秘に悩む5人の女性が“便秘の神様”に教わった処方箋で体も心も軽くなり、人生が好転していく物語。

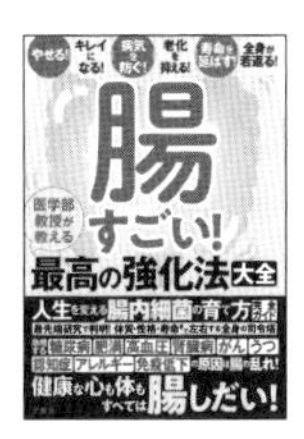

『腸すごい！ 医学部教授が教える最高の強化法大全』

内藤裕二、小林弘幸、中島淳／文響社／2022

腸の基礎知識から最新知識までをカラーで簡潔に教えてくれる。なぜ腸が大事なのか、どうすれば腸が整うのかがわかる。

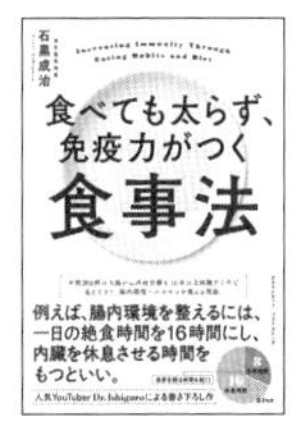

『食べても太らず、免疫力がつく食事法』

石黒成治／クロスメディア・パブリッシング／2020

腸内環境やインスリン抵抗性を改善せずダイエットしても失敗する。人気 YouTuber 医師が語る、太る理由と自然にやせる術。

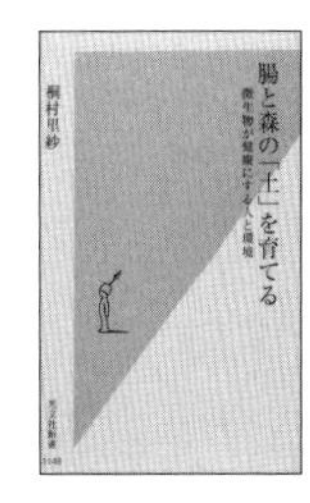

『腸と森の「土」を育てる』

桐村里紗／光文社新書／2021

人は一人では健康になれない、人と環境は一体と語る著者。環境負荷も考えて食を選び、腸と地球に健康な土を取り戻すには。

Chapter 2-5

ファーストステップは繊維リッチな食生活

腸内環境を整える「腸活」のために意識していることはありますか？　乳酸菌やビフィズス菌入りのヨーグルトでしょうか。その効果は実感できていますか？
「腸活＝善玉菌を増やすこと」と思われがちですが、それだけでは足りません。ここで、腸活のコツをアップデートしておきましょう。

大腸の動きが鈍くなって便を先に送れず、水分が吸収されすぎてしまった結果、生じるのが便秘。便秘になると、腸内環境は悪化します。『便秘の神様』は、便秘に悩む5人の女性の物語を通して腸内環境の整え方を教えてくれる、ストーリー仕立ての本です。

私たちの腸内には約100兆個もの腸内細菌が存在しています。そのバランスは**「善玉菌2割、悪玉菌1割、日和見菌7割」**が理想。そのため、善玉菌を増やす、または悪玉菌を減らして、善玉菌が優勢になる環境をつくってあげることが大切です。とはいえ、悪玉菌はまったくいらないのかといえば、そうではありません。**腸内細菌は、人間社会と同じで“多様性”が大事なのです。**

物語のなかで、ネガティブな感情にフタをして、ポジティブに変えなければいけないと思い込んでいる女性に、“便秘の神様”こと、便秘専門の栄養カウンセラー・多江さんがこんなふうに語りかけます。

> 腸内細菌は多様性が重要といわれていて、善玉菌も日和見菌も悪玉菌も、いろんな菌の種類がたくさんいることが重要なの。例えば、まったく悪玉菌がいなかったら、病原性の大腸菌が口から入ってきたときに抵抗なくあっという間に体に侵入してしまう。悪玉菌がいるから攻撃して退治しようとする。悪玉菌自体が悪者を見張る番人になっているということね。

『便秘の神様』より

では、腸内細菌の多様性を高めるにはどうしたらいいのでしょうか。"便秘の神様"は**「①腸を掃除する、②善玉菌とそのエサをとる、③腸内で短鎖脂肪酸をつくる」**という3ステップを紹介します。

最初に腸の掃除が必要なのは、悪玉菌が優勢な状態のままヨーグルトや納豆などを食べる"菌活"を行っても腸内環境の改善は難しいから。そのため、まずは食物繊維をとって、腸の掃除をすることが必要とのこと。繊維リッチな食生活にするには、まずは1日3食食べること、そして白米ではなく玄米や雑穀米にする、サツマイモやカボチャは皮をむかずに食べる、高野豆腐や酒粕を料理に取り入れるなど、できそうなことからはじめてみましょう、と提案します。

善玉菌を育てる4大食品をとる

3つのステップの2つ目「善玉菌とそのエサ」については

『**腸すごい！　医学部教授が教える最高の強化法大全**』にもくわしく書かれています。この本は、3名の医師による共著で、腸の構造・しくみから全身とのかかわり、病気や不調とのかかわり、腸内環境を乱す原因、腸を整える食べ方・運動まで網羅され、一つのトピックにつき見開き1〜2ページ程度と簡潔にまとまっています。

この本で、"腸内フローラを育てる4大食品・栄養"として紹介されているのが、「水溶性食物繊維」「発酵食品」「オリゴ糖」「オメガ3系脂肪酸」。それぞれ次のように説明されています。

- **水溶性食物繊維……海藻、ゴボウ、もち麦など**

  善玉菌のエサとなるとともに、水分を吸って便をやわらかくする性質もあり、便通をよくする。
- **発酵食品……ヨーグルト、みそ、納豆など**

  善玉菌のエサになるだけではなく、腸内を弱酸性にして、悪玉菌の増殖を抑える働きもある。
- **オリゴ糖……バナナ、タマネギ、ハチミツなど**

  主に善玉菌のビフィズス菌、乳酸菌のエサとなって善玉菌を増やしてくれる。
- **オメガ3系脂肪酸……青魚、鮭、アマニ油など**

  不飽和脂肪酸の一種で、抗炎症作用があり、腸の炎症を鎮め、善玉菌が増えやすい環境を整えてくれる。

これらの善玉菌を育てる食品は、年齢を重ねるほど意識的にとっていただきたいと思います。なぜなら、加齢とともに腸内細菌叢は変化し、善玉菌が減り、悪玉菌が増えるから。

乳児期に100億個以上あったビフィズス菌（善玉菌）は、老年期になると100分の1以下の1億個ほどに激減してしまう、とのこと。だからこそ、**“4大食品”で善玉菌が育ちやすい環境をつくりましょう。**

短鎖脂肪酸が育つ オクラのぬか漬け

“便秘の神様”の腸活3ステップの3つ目は、「腸内で短鎖脂肪酸をつくる」ことでした。短鎖脂肪酸とは腸内細菌が食物繊維や難消化性デンプンからつくりだすもので、酪酸、酢酸、プロピオン酸などがその仲間です。

Dr Ishiguro として YouTube で人気の消化器外科医・石黒成治先生は、『食べても太らず、免疫力がつく食事法』で、短鎖脂肪酸が腸の炎症を抑えてくれる、と紹介しています。

内臓脂肪は過剰になると炎症を起こし、腸の炎症はその脂肪の炎症に拍車をかける。脂肪を落とすには、脂肪の炎症をまず取り除くことが必要で、脂肪の炎症を取るには、それを悪化させている腸の炎症にまず注目すること。そして、その**腸の炎症を抑えてくれるのが短鎖脂肪酸**だ、と。

短鎖脂肪酸は、今、注目のキーワードです。人の不調と地球の不調は深くつながっているという「プラネタリーヘルス」という考え方をベースに健康を取り戻す方法を説く、医師の桐村里紗先生の『腸と森の「土」を育てる』でも、短鎖脂肪酸に着目しています。

腸内フローラの様相は、個々人で全く違いますが、共通して健康な腸内環境といえる指標が２つあります。「腸内細菌の多様性」と「短鎖脂肪酸を産生する細菌の活躍」です。

腸の土壌改良に最適なのは、多様性を維持し、短鎖脂肪酸を産生する細菌を育む食事です。これと同時に、環境にも配慮したベターな選択ができれば理想的です。

『腸と森の「土」を育てる』より

では、多様性を維持し、短鎖脂肪酸をつくる細菌を育む食事とは？　桐村里紗先生が大切というのは、**有用菌（善玉菌）を直接とれる「プロバイオティクス」と、腸内細菌のエサとなって短鎖脂肪酸がつくられる原材料となる「プレバイオティクス」を組み合わせる、または両方をみたす食品を日々食べること。**

プロバイオティクスにあたるのが、発酵食品や、善玉菌が配合された食品で、プレバイオティクスにあたるのが水溶性食物繊維やオリゴ糖、難消化性デンプン（レジスタントスターチ）などです。

私のおすすめは、オクラのぬか漬けです。まずオクラは水溶性食物繊維が豊富。ぬか漬けは、ぬかの上のほうには乳酸菌が、底のほうには短鎖脂肪酸のなかでも大注目の「酪酸」をつくる酪酸菌がたくさんいます。ですから、**オクラのぬか漬けはプロバイオティクスとプレバイオティクスの両方をみたし、かつ酪酸菌を直接とれる、超おすすめ食品なのです。**

腸活で脳もすこやかに

なぜ短鎖脂肪酸のなかでも酪酸が大注目なのかというと、脳の健康にもよいことがわかってきたからです。

今、**「脳腸相関」**といって、脳と腸が互いに影響を与え合っていることがわかり、注目を集めています。緊張するとお腹が痛くなったりしますよね。それは、脳から腸への影響。その逆で、腸の状態が脳に影響することもわかってきたのが、ここ10年のことです。

そこで活躍する一つが、酪酸菌がつくりだす**「酪酸」**なのです。**脳の炎症を抑える、脳の神経細胞の修復を助ける、抗うつ作用を持つなど、脳をすこやかに保つ手助けをしてくれる**ことがわかっています。

そのほか桐村里紗先生は、短鎖脂肪酸は**「免疫機能のバランスを整える」「肥満や糖代謝の改善」「発がん物質の抑制」**など、全身にとって有用な、多様な働きをしていると紹介します。例えば、免疫について。

実は免疫細胞の約7割は腸にあります。そして酪酸には、ある種の免疫細胞の成長をうながす働きもあるのです。**正常な免疫機能を保つにも酪酸がひと役買っている**ということ。

これまでの腸活は、単にお腹の調子を整えるためのものでした。でも、脳にもよいことがわかってきて、腸活の価値はぐんと広がっています。**脳の健康を保つことは、疲れにも効く。**腸のなかにすむ細菌たちが短鎖脂肪酸をつくれるよう、よい材料を届けてあげましょう。

回復の真実！

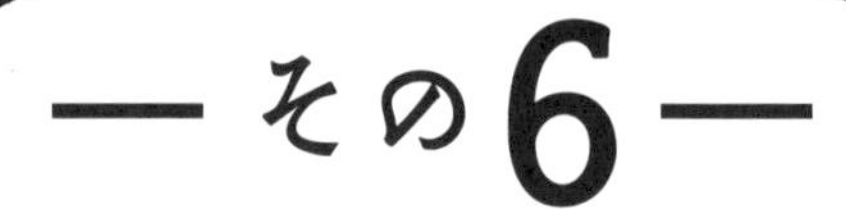

その6

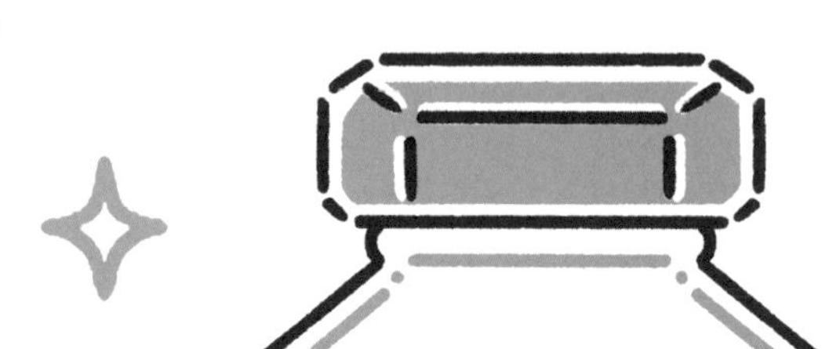

「食べ方」の作法は年齢とともに変わる

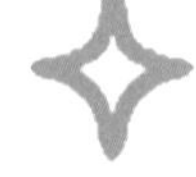

Chapter 2-6
紹介する4冊

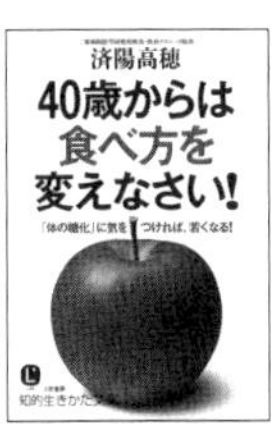

『40 歳からは食べ方を変えなさい!』
済陽高穂/三笠書房/2013

40 歳からは体に必要な食べ物が変わる。糖化、塩害、冷え、腸の汚れ、体内毒素を消す 30 の食材を自由に組み合わせて食べる。

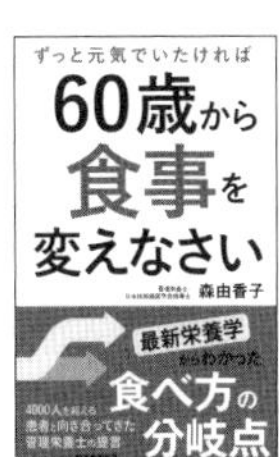

**『ずっと元気でいたければ
60 歳から食事を変えなさい』**
森由香子/青春出版社/2022

老け込む人と若々しい人に分かれていく 60 代。元気で若々しくいるために、体の変化に合わせた食べ方を教えてくれる 1 冊。

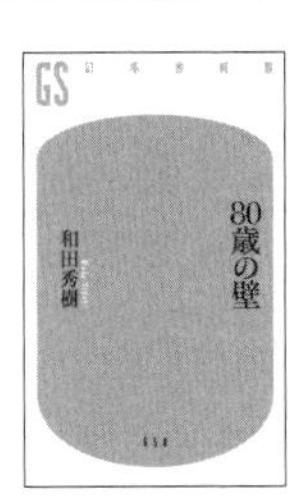

『80 歳の壁』
和田秀樹/幻冬舎新書/2022

体の不調や大病、認知症、身近な人の死。次々と現れる壁をラクして超えるには? 老年医学の専門医ならではのヒントが満載。

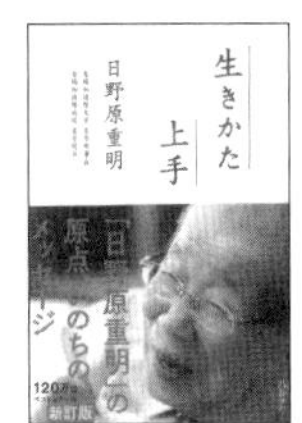

『生きかた上手 新訂版』
日野原重明/ハルメク/2013

健康長寿のお手本、105 歳まで生き切った日野原先生が 90 歳の頃につづったメッセージ。多くの支持を得てミリオンセラーに。

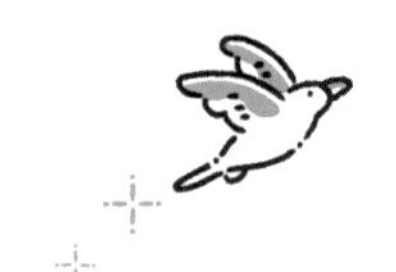

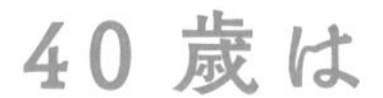
Chapter 2-6

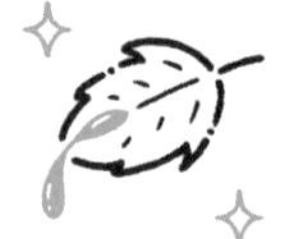

40歳は
切り替えが必要な年代

歳を重ねるにつれ、疲れ方や心身の悩みは少しずつ変わります。年齢とともに当然、体も変化していきます。食べ方も、体の変化に合わせてアップデートしていく必要があります。

最初に意識していただきたいターニングポイントが、40歳です。「人生100年時代」といわれると、40歳なんてまだ通過点どころか、折り返し地点にも達していないので、まだまだ若いと感じているかもしれません。

でも、すでに述べたとおり、**自律神経の機能は、40代になると、10代、20代の頃のだいたい半分ほどに低下します。**3分の1になれば野生の動物であれば生きられません。自律神経の機能が半分になるのは、動物であれば死ぬ間際というタイミングです。ですから40代は今までと同じというわけにはいかない、切り替えなければいけない年代なのです。

だから、でしょう。「40歳」というキーワードがタイトルに入った健康本をしばしば見かけます。そのなかでもベストセラーとなった一つが、医師の済陽高穂先生の『40歳からは食べ方を変えなさい！』。済陽先生はもともと外科医としてがん治療を行っていたものの、手術だけでは完治できないことに悩み、食事療法も研究するようになった先生です。

40歳前後から、代謝が急激に下がる。食の不摂生があると代謝はさらに落ち、代謝が低下すると体のさまざまな働きも落ちていく、と語ります。

実際、40歳を超えたあたりから高血圧や糖尿病といった生活習慣病が増え、健康診断の結果を気にする人たちが増えますよね。病気がより身近になる年代なのです。

済陽先生は、「まずは『体の糖化』に気をつけよう」と指摘します。糖化とは、血液中にあふれた糖が血管からしみだし、タンパク質にくっついて起こる現象のことをいいます。活性酸素による酸化とともに、老化を進め、健康寿命を縮める元凶です。

糖化を防ぐために気をつけたいのは、**やっぱり炭水化物（糖質）との付き合い方です。**済陽高穂先生は、主食の白いごはんのコントロールが大事になる、といいます。

といっても、主食を極端に減らしなさいといっているわけではありません。むしろ、**糖質を極端に減らすのは注意が必要**、と警鐘を鳴らします。私も極端な低糖質ダイエットには反対です。糖質を制限して体内で糖が足りなくなると、代わりにケトン体というものが増えるのですが、ケトン体が増えすぎるとケトアシドーシスといって、体が酸性にかたむき、危険だからです。

済陽高穂先生が推奨するのは、**1食1膳に制限し、週2回は玄米や胚芽米にすることと、Chapter2-2で説明したように食後の血糖値の乱高下を防ぐことです。**

また、揚げ物も食べすぎないように、と済陽高穂先生はいいます。体を構成する細胞などのタンパク質が糖とくっつき、「メイラード反応」と呼ばれるコゲつきを起こすと、

「AGEs（終末糖化産物）」という物質に変わります。揚げ物や炒め物は、このAGEsを多く含むのです。

AGEsが体内に増えると、老化が進みやすくなります。**AGEsの蓄積を防ぐには、AGEs量の多い食品を控えることと、ゆるやかな糖質制限で血糖値を上げない食べ方を意識することです。**

60歳からの「肉・魚ファースト」

続いて、60歳になると、自律神経の機能は若い頃の4分の1以下に。腸内バランスも悪化しやすいのがこの頃です。この年代の食事の仕方について書かれているのが、管理栄養士の森由香子さんの『60歳から食事を変えなさい』。

クリニックで患者さんに栄養指導を行っている森由香子さんは、60歳を目安に、年齢による変化に合わせた食べ方をレクチャーするように心がけている、といいます。

その一つは、**「60代からは、野菜ファーストではなく、肉・魚ファースト」**にすること。Chapter2-2で、タンパク質を先にとると早めに満腹感を得られるからミートファーストがよいと紹介しましたが、森由香子さんがすすめる60代からの肉・魚ファーストはちょっと意味合いが違います。

60歳以上の方の場合、野菜を先に食べると、それでお腹が満足してしまい、肉や卵などのタンパク質が食べられなくなってしまう人が意外と多いから、とのこと。

日々の食事では、たんぱく質の摂取量をまず確保しないと、筋肉の量や質が低下し、「フレイル」を招きやすくなります。

フレイルとは、英語で「虚弱」を表す言葉です。

世界共通基準はまだないのですが、体重減少、筋力低下、疲労感、歩行速度の低下、身体活動の低下など、さまざまな症状がいくつも重なっているような状態のことをいいます。

『ずっと元気でいたければ60歳から食事を変えなさい』より

60歳前後になると、多くの方が以前より疲れやすくなった、体力がなくなったと感じるものの、それは、筋肉量の減少が背景にあることが多い、と森由香子さんは指摘します。だからこそ**60歳からはタンパク質をとることがより大事。**

また、認知症予防という点でも、肉を食べることをすすめています。それは、血液検査でアルブミン値が低い人ほど認知機能が低下しやすいとのデータもあるから。アルブミン値は血しょう中のタンパク質の濃度で、値が低くなる大きな要因の一つが肉を食べないことなのです。

そして、食べ方にも工夫が。**噛むという行為は脳を刺激するので、認知症予防にもなるのです。**そのため、ぜひ噛みごたえのある食事をとってほしいそう。食材はあえて大きく切ることで噛みごたえが増し、噛む回数が増えるとのアドバイスもいいですね。

コレステロール値にしても、70歳以上では高い人ほど長生きしているとのデータもあります。若い人の場合、肉の食べすぎが肥満につながり生活習慣病リスクを上げてしまう懸念がありますが、**60歳からは肉を食べている人のほうが長生きすることは確か**だと思います。

80歳からは
体の声を大切に

80歳を超えたら食事は我慢しない、食べたいものを食べる、と言い切るのが、『80歳の壁』の和田秀樹先生。高齢者専門の精神科医として多くの高齢者を診てきた、老年医学の専門家です。

高齢になると臓器の働きが落ちていく。「食べたい」と思うのは、体が求めているのかもしれないと、次のように語ります。

> 60代くらいまでは、塩分の摂り過ぎも太り過ぎも、健康を損なう原因になるかもしれません。しかし80歳も目前の幸齢者になったのなら、その常識は一度忘れたほうがいいと思います。
> 「食べたいものを我慢してダイエット」など、自ら寿命を縮める行為です。栄養不足は、確実に老化を進めるからです。
> 体の声を素直に聞く――。80歳を過ぎた幸齢者には、これが一番の健康法です。

『80歳の壁』より一部省略

※「幸齢者」とは、高齢者よりも希望の持てる呼び方を、という著者の造語

また、「噛めば噛むほどに、体と脳はイキイキする」とも。脳への刺激になることのほか、**よく噛むことで、加齢とともに弱った胃腸の働きを補ってくれる、虫歯や歯周病、誤嚥性肺炎の予防にもなる**、と和田秀樹先生はいいます。

80歳を超えてくると昨日までできていたことが今日できないという事態にたびたび遭遇するもの。この本には、老いや衰えを受け入れつつ、まだ残っている機能を衰えさせない、80歳からの生き方のヒントが散りばめられています。

健康長寿のお手本ともいえるのが、105歳で亡くなられた日野原重明先生です。100歳を超えてからも現役の医師として診療を続け、全国を飛び回って講演活動をされていました。そんな日野原重明先生が90歳を迎えた2001年に出版された『生きかた上手』では、年齢や健康基準といった数値にふり回されないのも生き方のコツ、とつづっています。

> 90 歳になる私の心臓を念入りに調べたなら、動脈硬化はあるに決まっています。それでも私はどんな朝も爽やかに目覚めます。すがすがしいほどの健康感があります。それで十分であり、それこそが大切なのです。

『生きかた上手　新訂版』より

日野原重明先生とは何度かお会いしていますが、高齢になってもずっとお元気でした。だから生涯現役で活動することができたとも考えられますが、私は逆のような気がします。**生涯現役で活動されていたからこそ、お元気だったのではないでしょうか。**『生きかた上手』は、そうした日野原重明先生の佇まいが伝わってくる本です。

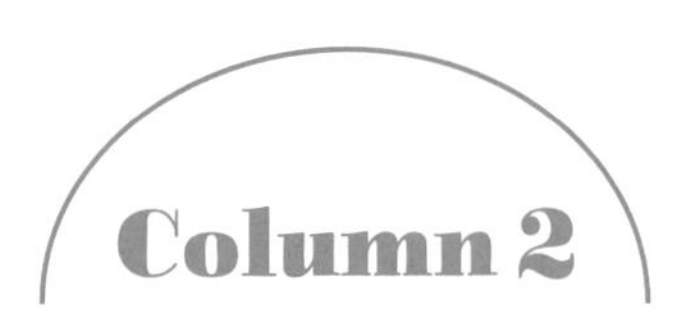

手軽で多彩な健康効果
1日1杯のみそ汁という提案

数年前に“みそ汁本”ブームがありました。みそは、大豆を発酵させたものなので、腸によい。さらに、みそ汁は具材を選びません。入れる具材で、味だけではなく健康効果も変わります。

その一つが、抗酸化作用。野菜にはビタミンC・Eやさまざまなポリフェノールといった抗酸化作用を持つものが多い。酸化は疲れや老化の原因になるので、抗酸化作用のある食品をとることは疲れにも老化にもプラスです。ただ、脳にまで届くかというと、大部分は届かず、何が届くかはまだわからないことが多いので、日替わりで具材を変えましょう。たとえ脳には届かなくても体内の活性酸素を減らすだけでも十分意味がありますよ。

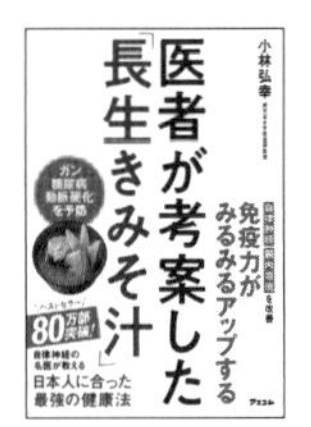

『医者が考案した「長生きみそ汁」』

小林弘幸／アスコム／2018

「長生きみそ玉」で健康効果をぐんとアップ。自律神経も腸も整うだけでなく、免疫力UPや老化スピード抑制にもつながる最強のみそ汁の提案。

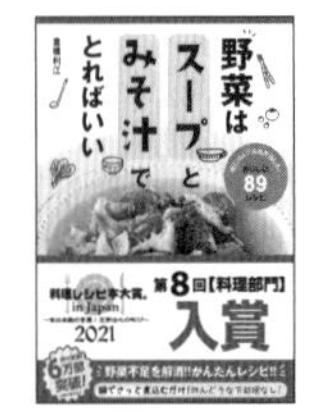

『野菜はスープとみそ汁でとればいい』

倉橋利江／新星出版社／2020

1杯に野菜をたっぷり入れられて、煮汁に溶け出した栄養まで丸ごととれる。定番の味からみそクリーム、ごま豆乳風味など、多彩な89レシピ。

小さなコツほど覚えたい！「間食・お酒」のスゴ技

おやつもお酒も我慢していませんか？
上手にとればゼロにする必要はありません。
むしろ、間食、お酒の時間をうまく使えば
疲れ取りになりますよ。

回復の真実！

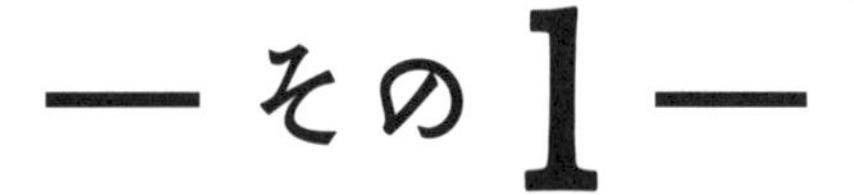

—その1—

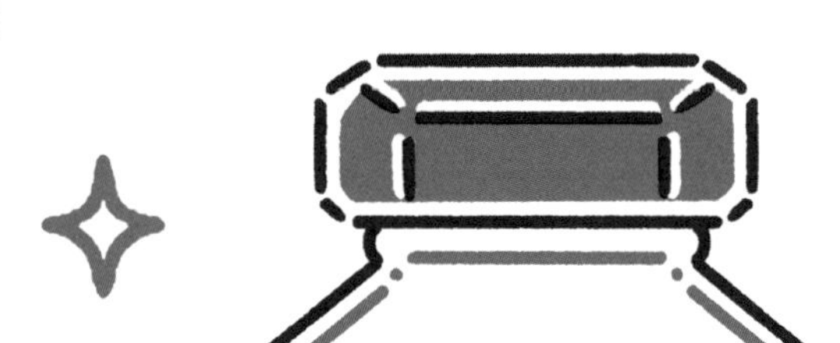

間食は、実はとったほうがいい

Chapter 3-1

紹介する4冊

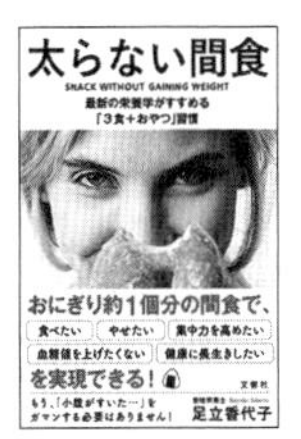

『太らない間食　最新の栄養学がすすめる「3食＋おやつ」習慣』

足立香代子／文響社／2016

管理栄養士の著者がエビデンスをもとに間食の新常識を教えてくれる。間食はひと工夫すればダイエットにも老化予防にもなる。

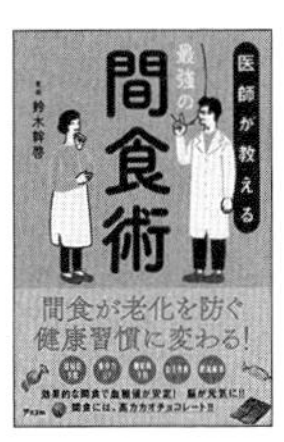

『医師が教える　最強の間食術』

鈴木幹啓／アスコム／2022

4カ月で24kg減に成功した著者。間食で体にいいものを食べることで脳も血管も腸も元気に。本書がすすめるのが高カカオチョコレート。

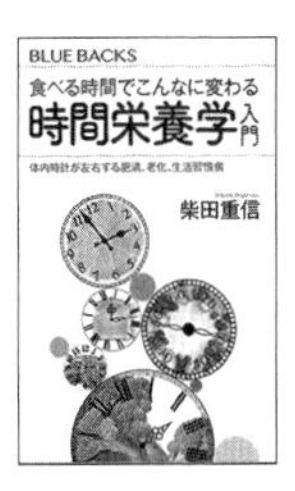

『食べる時間でこんなに変わる時間栄養学入門』

柴田重信／講談社ブルーバックス／2021

朝、食物繊維をとると1日中血糖値が上がりにくいなど、最新の時間栄養学に基づいたスゴ技を紹介。基礎知識からわかる。

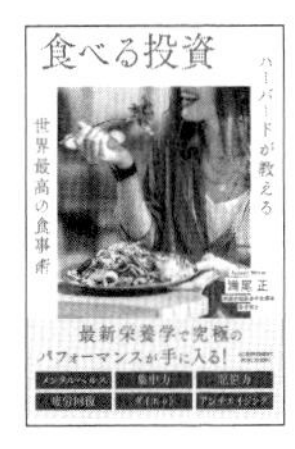

『食べる投資　ハーバードが教える世界最高の食事術』

満尾正／アチーブメント出版／2019

米国で抗加齢医学を学んだ著者が教える、栄養でパフォーマンスを上げる方法。「投資になる食事」のほか「食べない投資」も。

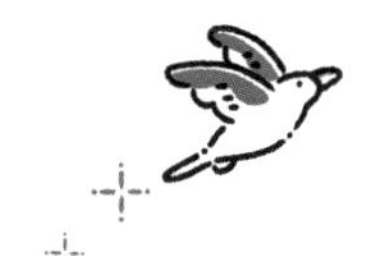

Chapter 3-1

間食が「夕食の食べすぎ」を防ぐ

疲れたときについ手が伸びるのが、おやつ。これまでは、「間食＝太るもの、健康を害するもの」が常識でした。だから、間食は我慢すべきと考えられていましたが、この常識が変わりつつあります。

最新の栄養学の知識をもとに、上手な間食のとり方を教えてくれる『**太らない間食**』の著者で管理栄養士の足立香代子さんは、**間食はとったほうが体にいい**、と言い切ります。それはなぜなのか。いちばんの理由として足立香代子さんが挙げるのが、**昼食と夕食の間隔が空いてしまうと、夕食前にお腹が空いて夕食を食べすぎてしまうから。**

すっかりお腹を空かせて夕食を迎えたら、ついいつも以上に食べすぎてしまった……ということ、誰しも経験があるのではないでしょうか。そのからくりについて足立香代子さんは次のように説明します。

> お腹がペコペコになると、次の食事はたくさん食べたくなります。これは単に気分の問題ではなく、脳から、「次の食事はたくさん食べなさい」という信号が出るため、食欲が理性に勝って、夕食を食べすぎやすくなるのです。

『太らない間食　最新の栄養学がすすめる「3食＋おやつ」習慣』より

夕食の食べすぎは、肥満の原因になるだけでなく、疲れ、不調、老化の原因にもなります。

だから、夕食が遅くなるとき、昼食と夕食の間が空いてしまうときほど、上手に間食をとって夕食前にお腹が空きすぎないようにしたほうがいいそう。

また、**間食は「足りない栄養素を補うチャンス」でもある**、ともいいます。現代の食生活ではつい炭水化物が増えがちで、また、偏った食事をとっているとビタミンやミネラルが不足することも。

そこで、間食で不足しがちな栄養素を意識的にとれば、1日の栄養バランスがよくなるわけです。「間食で特に摂取したい栄養素」として紹介されているのは次の4つです。

- **ビタミンC……フルーツ**
- **カルシウム……ヨーグルトやチーズなどの乳製品、小魚**
- **鉄……プルーンやレーズン、鉄分を強化したヨーグルト**
- **マグネシウム、亜鉛……アーモンドなどのナッツ類**

食後高血糖を防ぐ「セカンドミール」効果

医師の鈴木幹啓先生の『**医師が教える　最強の間食術**』も、「『適切な間食をとる』時代が来ている」と、間食の健康効果を紹介する1冊です。

適切な間食で期待できる効果とは何か。鈴木幹啓先生は次の3つを挙げます。

・空腹による食事でのドカ食いを防ぐ
・食後血糖値の急上昇を防ぎ、血糖値が安定する
・空腹によるストレスや集中力の低下が防げる

『医師が教える　最強の間食術』より

なかでも2つ目の**食後血糖値の急上昇を抑えられることは大きなメリット**、と鈴木幹啓先生は強調します。

もちろん、甘いものを大量に食べれば、血糖値は急上昇します。食後の血糖値の急上昇（血糖値スパイク）が疲労感や眠気、だるさなどを招くことはChapter2で紹介しました。

ですが、**間食の選び方、とり方によっては、むしろ血糖値が安定するのです。**

その鍵を握るのが、**「セカンドミール効果」**です。初めて聞く方も多いかもしれませんね。

セカンドミール効果とは、最初にとる食事（ファーストミール）が次にとる食事（セカンドミール）後の血糖値にも影響をおよぼし、食後の血糖値の上昇をおだやかにする、というもの。

特に、**食物繊維を多く含む食品を最初の食事でとると効果的なのです。**

このセカンドミール効果については、日本時間栄養学会会長の柴田重信先生が書かれた『**時間栄養学入門**』にもくわしいです。「罪悪感なし！　攻めの間食」という見出しのもと、次のような実験結果が紹介されています。

おからやイヌリン（水溶性食物繊維の一種）などを含み糖質を抑えて食物繊維が炭水化物の約半分を占めるようにしたクッキー、または普通のクッキーを1週間続けて間食に食べてもらい、その後の夕食の血糖値を比較するという実験を行ったところ、食物繊維の多いクッキーを間食に食べたときのほうが、間食時も夕食時も血糖値が低くなったそうです。

この結果を受けて、**食物繊維が豊富な間食は遅い夕食時の血糖値スパイクの抑制になる**、と柴田重信先生はアドバイスします。それが、「攻めの間食」なのです。

また、間食をとって少し血糖値を上げること自体、夕食後に高血糖を招きにくくなる、とも柴田重信先生はいいます。どういうことかというと、昼食から夕食までの時間が長いと、お腹が空いて、夕食前に脂肪の分解がうながされ、遊離脂肪酸というものが血液中に増えます。

遊離脂肪酸は、たくわえられた中性脂肪が分解されて血液中に溶け出したものです。「脂肪が分解されるならいいじゃないか」と思うでしょうか。

ところが、遊離脂肪酸はインスリンの働きを邪魔するのです。そのため、遊離脂肪酸が血中に増えていると、インスリンが効きにくくなって、高血糖になりやすい。

その点、**うまく間食をとって、ある程度血糖値を上げてあげると、遊離脂肪酸が出ず、インスリンの働きが邪魔されないため、高血糖になりにくい**というわけです。

加えて、夕食前にお腹が空きすぎると、夕食時に、つい早食いになりませんか？　早食いをすると、血糖値が急に上がります。私は、**早食い防止という意味でも上手な間食は理に適っている**と思います。

昔から「ゆっくり、よく噛んで食べなさい」といわれるように、よく噛んで食べることはやっぱり大事なのです。

噛むという動作には、セロトニンの分泌をうながす作用があります。セロトニンは、幸せホルモンとも呼ばれ、自律神経を安定させ、心を落ち着かせる作用のある脳内物質でしたよね。ちなみに、Chapter1で、セロトニンを増やす行動の一つとしてリズム運動を紹介しましたが、噛むこともリズム運動の一つです。

副交感神経優位にして イライラ・疲れを防ぐ

ここまでは、夕食後の高血糖を防ぐという間食のメリットでした。高血糖は確かに避けたいもの。ただ、「低ければいいということではありません」と、『**食べる投資**』の著者で、医師の満尾正先生は指摘します。

この本は、アンチエイジング専門クリニックを営む満尾正先生が、食こそが最大のリターンを得る投資である、とビジネスパーソン向けにパフォーマンスを上げる食事法を紹介したもの。

そのなかで次のような一節があります。

> 血糖値が60㎎／dℓ以下になる「低血糖」状態は、パフォーマンスを著しく落とします。集中力や思考力の低下、無気力、イライラ、めまい、冷や汗、手の震え

など、簡単にいうと電池切れの状態となります。

『食べる投資　ハーバードが教える世界最高の食事術』より

お腹が空くと、イライラしたりすることは、みなさんも経験上、ご存じだと思います。なぜイライラするのかというと、自律神経のうち交感神経のほうが優位になるから。

お腹が空くのは血糖値が下がってきたサインです。血糖値が下がり、飢餓状態になると、人間は、交感神経が優位になり、イライラして攻撃的になるようにできています。それは、太古の昔、人類が狩りに出かけていた頃の名残です。狩りに出ていくときには好戦的になり緊張していなければいけないので、交感神経の働きを高め、イライラさせていたのですね。

ですから、お腹が空いたときや「なんだかイライラしているな」と感じたときに、少量の間食をとるのは、私もいいことだと思います。

そもそも仕事中は交感神経が高ぶりやすいもの。間食をとって、お腹にものが入ると、消化吸収のために胃腸が動き出して副交感神経優位になります。**仕事で高ぶった交感神経を抑え、脳の疲労を防ぐという意味でも、ほどよい間食は疲労予防になります。**

ちなみに、副交感神経から交感神経への切り替えは0.2秒くらいと早い一方、交感神経から副交感神経へ切り替えるには5分ほどかかります。ですから、**仕事中の間食は、15分くらい時間をとって、リラックスする時間を確保するのがおすすめです。**そうするとリフレッシュできます。もちろん、仕事の資料もスマホの画面も遠ざけてくださいね。

回復の真実！

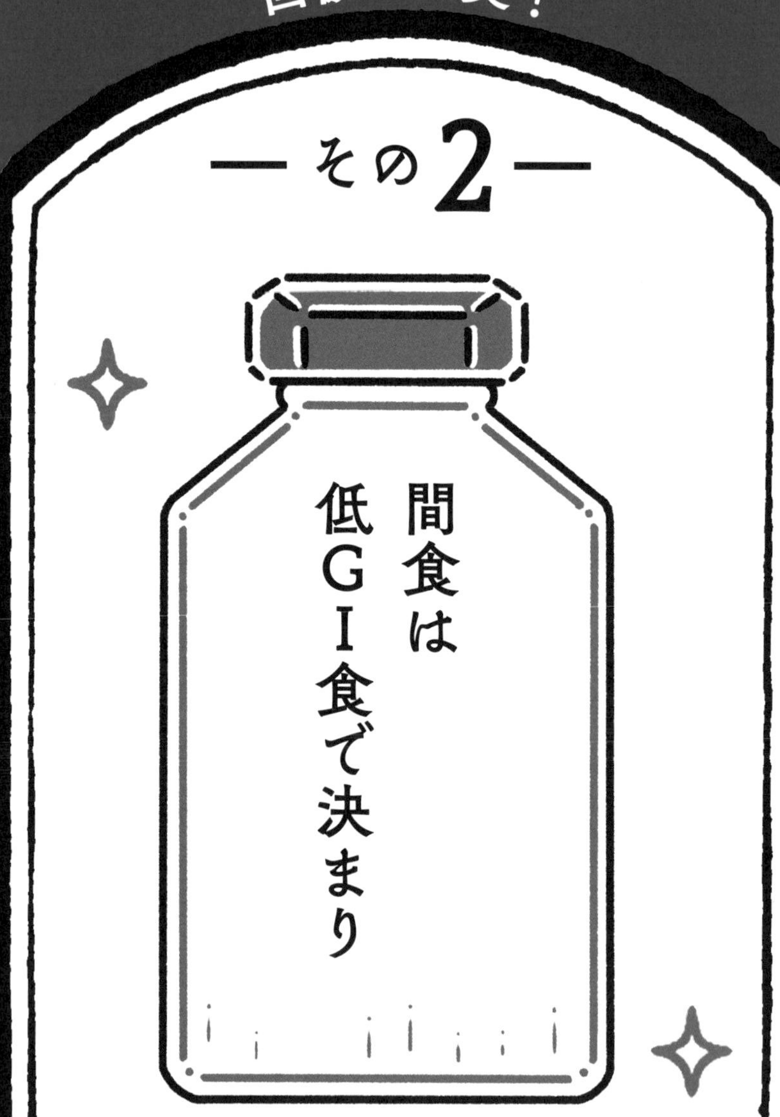

Chapter 3-2

紹介する４冊

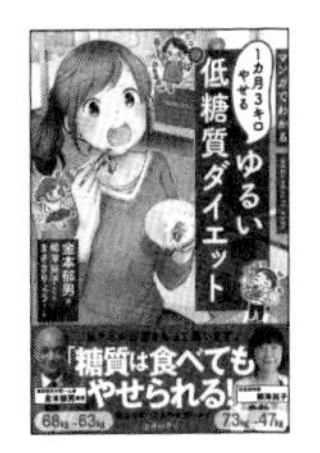

『マンガでわかる１カ月３キロやせるゆるい低糖質ダイエット』

金本郁男（著）、柳澤英子（レシピ）、まさきりょう（マンガ）／池田書店／2017

糖質研究の第一人者に学びながらダイエットをする物語。レシピは、やせるおかず作りおきシリーズが人気の柳澤英子さん。

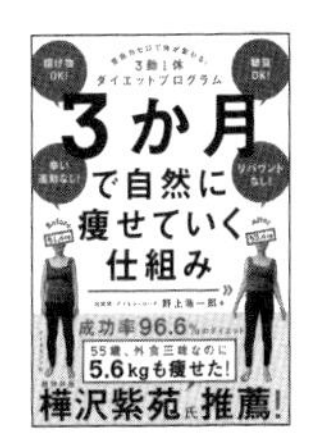

『3か月で自然に痩せていく仕組み』

野上浩一郎／ダイヤモンド社／2021

成功率は96.6%。「3日取り組んで1日休む」を繰り返すだけだから、3日坊主でも3カ月あきらめなければ自然にやせられる。

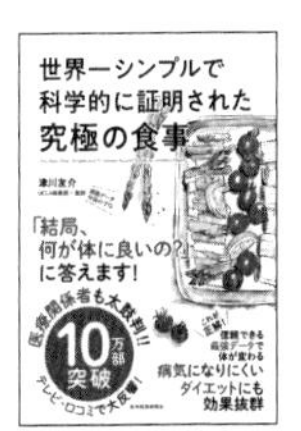

『世界一シンプルで科学的に証明された究極の食事』

津川友介／東洋経済新報社／2018

科学的根拠をもとに、何が健康によく、何が悪いのかを教えてくれる本。巷にあふれる健康情報との付き合い方も身につく。

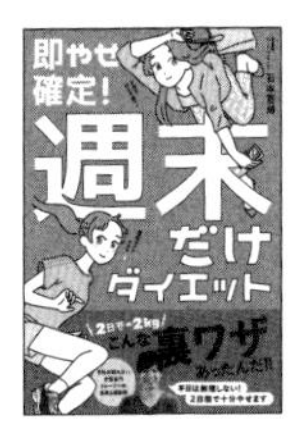

『即やせ確定！週末だけダイエット』

石本哲郎／ワニブックス／2021

がんばるのは週末だけ。１万人の女性にダイエット指導した経験に裏打ちされた、２日間集中プログラム。食事と運動の時間割を紹介。

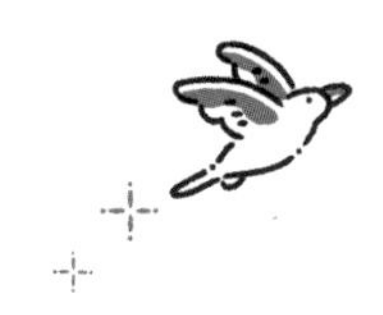

Chapter 3-2

ドライフルーツは糖分も濃縮される

間食は適切にとれば、疲れを癒し、健康にもプラス。そうわかったら、次に気になるのは「適切な間食って何？」ということですよね。「間食は実は食べたほうがいいですよ」といっても、もちろん、なんでもOKではありません。

血糖値コントロールの研究者である金本郁男先生の『**ゆるい低糖質ダイエット**』ではちょっと小腹が空いたときの間食として、「甘いものではなくチーズやナッツ類、お肉系のホットスナックなど」をおすすめしています。ちなみに、お肉系のホットスナックとは、コンビニのレジ横で売られているようなフライドチキン、唐揚げ、焼き鳥など。

ここで、チーズ、ナッツ、お肉系のホットスナックの共通点は何でしょうか？　**ちゃんと小腹をみたしてくれる一方で、GI値が低いということ**です。

GI値とは、Chapter2でも紹介したように、血糖値の上げやすさの指標です。やっぱり間食も、血糖値の上昇がゆるやかな低GI食品を選ぶことがポイントになります。

チーズもナッツもお肉系のホットスナックもカロリーはそれなりにありますが、糖質量は少ない低GI食品です。

ところで、「健康や美容のために」とドライフルーツを意識的に食べている人はいませんか？　パクッと食べやすいので、間食や夜食用に常備している人もいるかもしれませんね。

でも、金本郁男先生は「ダメです！」とひと言。

> ドライフルーツは糖分が濃縮されているから要注意！ 食べるならフレッシュなものを食前にサラダ感覚で食べましょう

『マンガでわかる１カ月３キロやせる　ゆるい低糖質ダイエット』より

果物はポリフェノールやビタミン、ミネラルといった体にいい栄養素が豊富です。ドライフルーツは、それらの栄養がギュッと凝縮されているので健康や美容にいいイメージがあるのかもしれませんが、**果物はもともと糖分も多い。**ドライフルーツではその糖分も濃縮されてしまうので、**生の果物以上に糖質量が増えるのです。**

間食には
手のひら１杯のナッツを

治療家・ダイエットコーチの野上浩一郎さんの『**3か月で自然に痩せていく仕組み**』で、「口寂しくて、甘いものが食べたいときは」と推奨されているのがラカントの飴(あめ)です。

> 空腹感は、「このままでは栄養が不足して危険」という人間の生存本能なので、逆らうことは困難です。とはいえ、クッキーやケーキを頻繁に食べていたら太るのは当然ですよね。だから、甘いものを食べたくなったらゆっくり飴をなめましょう。ゆるやかに血糖値を上昇させることができるので、強い空腹感が緩和され

ます。

『3か月で自然に痩せていく仕組み』より

ラカントは、羅漢果（らかんか）という植物のエキスと、トウモロコシ由来のブドウ糖を発酵してつくられる天然の甘味成分エリスリトールからつくられたカロリーゼロの甘味料です。**血糖値を上げず、インスリンの分泌もうながさないことが実験で証明されています。**

また、間食をしたくなったときのおすすめとして野上浩一郎さんが紹介しているのは、干し芋、茎わかめ、ミックスナッツ。なかでも**イチオシなのが、ミックスナッツ**です。

ナッツを1日67g食べると、総コレステロール値や悪玉コレステロール値、中性脂肪値が改善したというデータもある、と紹介されています。

ちなみに67gのナッツとは、手のひら山盛り1杯分ほど。

ナッツは、カリフォルニア大学ロサンゼルス校（UCLA）准教授で医師の津川友介先生の『**世界一シンプルで科学的に証明された究極の食事**』でも推奨されています。この本は、科学的な根拠に裏づけされた本当に体にいい食事とは何か、を教えてくれるもの。

このなかで津川友介先生は、「健康によいことが複数の研究で明らかになっている食品」をグループ1、「健康に対して悪影響があることが複数の研究で示されているもの」をグループ5として、すべての食品は5つのグループに分けられる、と5つの分類を紹介しています。

健康によいことがすでに証明されているグループ1に入っているのは、たったの5つ。そのうちの一つがナッツです。

だから、ナッツは安心して食べられる間食です。

1杯の無調製豆乳でタンパク質を補給

デザートに果物を食べる人もいますよね。果物も、先ほどの5つのグループのうち、健康によいことがわかっている「グループ1」に入る、と津川友介先生は紹介します。

ただ、注意が必要なのは、**健康によいのはあくまでも生のフルーツ**だということ。ドライフルーツでもなければ、フルーツジュースでもありません。

「果汁100%」などと書かれていると、ヘルシーな感じがするかもしれませんが、残念ながら**「フルーツジュースと加工されていない果物とでは、健康に対する影響が180度異なる**」と、津川友介先生はいいます。

その科学的根拠の一つとして津川友介先生が紹介するのが、ある大規模な観察研究で明らかになった次の結果。

- **果物をとっている人ほど、特にブルーベリーやブドウを食べている人ほど、糖尿病のリスクが低い**
- **逆に、フルーツジュースを多く飲んでいる人ほど、糖尿病のリスクが高い**

なぜ果物とフルーツジュースでは真逆の結果になるのでしょうか？

津川友介先生は、果物を食べれば果糖と同時に血糖値の上昇を抑える食物繊維もとることになるけれど、フルーツジュースは不溶性食物繊維の多くが加工過程で取り除かれ、果糖のみを摂取することになるため、血糖値が上がって糖尿病のリスクが上昇するのではないか、と説明します。

ジュースを飲みたくなったら「無調整豆乳がいいですよ」と紹介するのは、**『即やせ確定！週末だけダイエット』**の著者、女性専門パーソナルトレーナーの石本哲郎さんです。石本哲郎さんによると、**間食に飲むべき優秀アイテムが無調整豆乳**なのだそう。

> 昼食から夕食まで、たんぱく質の摂取間隔が6時間以上空いてしまうと、血中のアミノ酸濃度が低下し、筋肉の分解が進んで筋肉量が減りやすくなります。それを防ぐために、間食でたんぱく質を10ｇほど補給します。
>
> 無調整豆乳であれば、女性に嬉しいイソフラボン、むくみに効果的なカリウムも摂取できます。

『即やせ確定！週末だけダイエット』より一部省略

無調整豆乳は、コップ1杯分（200㎖）でタンパク質は8～10ｇほどあります（商品によって差あり）。

ただ、豆乳の味が苦手な人もいるでしょう。その場合は、**「脂質ゼロ、タンパク質が10ｇほどとれる濃縮タイプのヨーグルトでもOK」**だそう。ちなみに、無調整豆乳もヨーグルトも低GI食品です。

栄養ドリンクで疲れは取れない

ところで、疲れているときの間食といえば、仕事の合間や、もうひとがんばりしたいときに栄養ドリンクやエナジードリンクに頼る人は多いですよね。

当然、疲れを回復したいと思って手を伸ばすのだと思いますが、残念ながら疲れはとれません。さまざまな種類の栄養ドリンク、エナジードリンクが市販されていますが、現状、**臨床試験で疲労回復効果が実証された商品はない**のです。

飲んだ直後になんとなくシャキッとしたように感じるのは、栄養ドリンクやエナジードリンクに含まれている微量のカフェインとアルコールが眠気を取り払い、気分を高揚させるから。疲れがとれているわけでも、回復できたわけでもないのです。

むしろ、**カフェインやアルコールが一時的に疲労感をごまかして、疲れを隠してしまいます。**それなのに「疲れがとれた」と錯覚して、そのままがんばり続けてしまうと危険です。

一時的に隠された疲労は、しばらくすると必ず戻ってきます。だから、栄養ドリンクやエナジードリンクは、「あとちょっとがんばったらなんとか乗りきれる！」というようなときに“一時的に疲れをしのぐもの”と理解して活用を。

それよりも大事なのは、**疲れのサインを感じたら、こまめに休憩をとって疲労をためないこと**です。

回復の真実！

―その3―

二日酔いも健康も、やっぱり量次第

Chapter 3-3

紹介する４冊

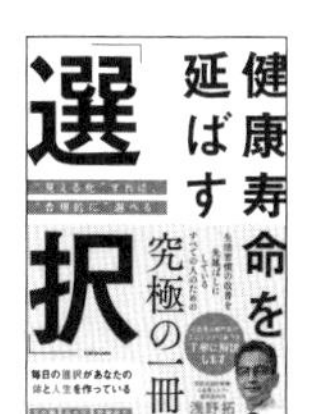

『健康寿命を延ばす「選択」』

浅野拓／KADOKAWA／2022

健康な人生は自分で「選択」できる、と著者。リスクや体の状態を見える化し、自分に合った選択をするための術を教えてくれる。

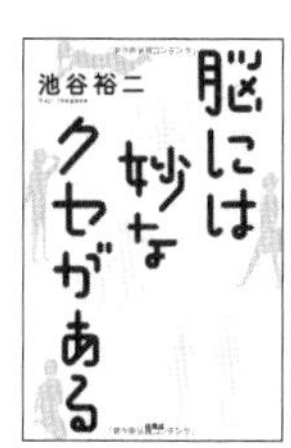

『脳には妙なクセがある』

池谷裕二／扶桑社／2012

笑顔をつくると楽しくなる、情報は入力より出力が大事、やりはじめるとやる気が出るなど、気になる脳の妙なクセを教えてくれる。

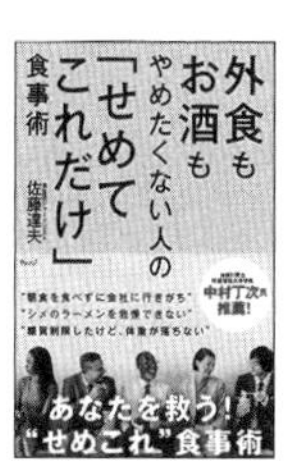

『外食もお酒もやめたくない人の「せめてこれだけ」食事術』

佐藤達夫／ウェッジ／2020

忙しいビジネスパーソン向けに「せめてこれだけは」の食生活や健康情報をまとめた１冊。外食、コンビニ食でも健康は手に入る。

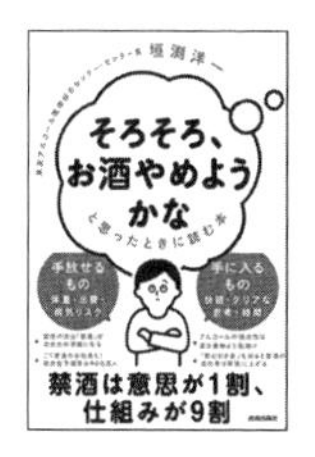

『「そろそろ、お酒やめようかな」と思ったときに読む本』

垣渕洋一／青春出版社／2020

お酒のない人生を想像して物足りなく感じたら、要注意。アルコール依存症の専門家が教える、禁酒が無理なく続くしくみとは。

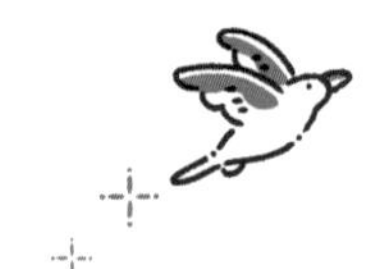

Chapter 3-3

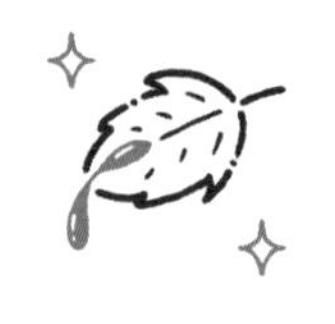

「少量のお酒はいい」とはもういえない

飲みすぎはよくないとわかっていても飲みはじめるとつい飲んでしまう、だんだんお酒に弱くなってきたような……。

お酒にまつわる悩みは尽きません。なかには「酒は百薬の長」「少量の酒は体にいい」という言葉をお守りに、毎日の晩酌を楽しんでいる方もいるかもしれませんね。

少量のお酒は体にいいといわれる根拠が、ある研究結果です。1日に飲むアルコールの量と死亡リスクの関係を調べたところ、**男女ともに、お酒をまったく飲まない人よりも少し飲む人のほうが、死亡リスクが低かった**のです。

女性の場合は1日2ドリンク（ビールで中瓶1本、日本酒で1合）あたりまで、男性は3、4ドリンク（ビールで中瓶1.5～2本、日本酒で1.5～2合）あたりまでは、飲まない人よりも死亡リスクが低くなっていました。

ところが、2018年に発表された、より新しい研究結果では、この“少量のお酒が死亡リスクを低減する効果”は、まったくみられませんでした。お酒を飲まない人が、いちばんリスクが低く、1日に飲む量が増えれば増えるほど、リスクも右肩上がりという結果になったのです。

とはいえ、まだ結論が出たわけではない、と語るのは**『健康寿命を延ばす「選択」』**の著者で循環器内科医の浅野拓先生です。浅野拓先生は、本のなかで一貫して、自分の体質やリスク、人生における優先順位をなるべく見える化したうえで「選ぶ」ことの大切さを指摘します。

お酒との付き合い方も同じ。「お酒に対する反応は人それぞれ違うので、こういう研究結果が出ていることを知ったうえで、選ぶことが大事です」と、アドバイスします。

私も、お酒は必ずしもやめる必要はないと思っています。**ほろ酔い程度の少量のお酒であれば、全身の血流をうながし、リラックスできます。さらに、梅干しや生のレモンを絞った酎ハイや赤ワインであれば、クエン酸の抗疲労効果やポリフェノールの抗酸化作用もプラスされます。**

ただし、お酒を飲みすぎれば、体内で活性酸素を増やし、疲れのもととなることは確か。アルコールを分解するために肝臓をはじめとした内臓に負担はかかるため、新たな疲れが加わることも事実なのです。

アルコールの分解能力には個人差があるので、リラックス効果よりも疲れが増さないよう、ほろ酔い程度の量で抑えることが大切です。

二日酔いしやすいお酒、しにくいお酒

そうたくさん飲んだわけではないのに二日酔いになることもあれば、そこそこ飲んだのにスッキリ酔いが覚めることも。その差は一体何なのか……。

無色透明なお酒よりも色のついたお酒のほうが二日酔いしやすい、という噂を聞いたことはないでしょうか？

あるいは、経験則で、ウイスキーやバーボンなどは無色の

お酒よりも二日酔いがひどい、白ワインよりも赤ワインのほうが二日酔いしやすい、などと感じている人もいるかもしれません。

この説は、実は科学的な実験で実証されている、と紹介するのが、脳研究者の池谷裕二先生の『**脳には妙にクセがある**』です。この本は、脳が持つ興味深い“妙なクセ”を紹介するもので、その一つが「脳は妙に酒が好き」ということ。そのなかでこんな実験結果を紹介しています。

ミシガン大学のローズノウ博士らが行った実験で、21歳から33歳までの95名を集めて、ウォッカまたはバーボンを酩酊するまで飲んでもらったところ、バーボンのほうが強い二日酔いを引き起こすことがわかったそうです。なかなかパンチのある実験ですね。

ウォッカは無色透明で、バーボンは赤みを帯びた色をしています。その色味の違いで何が変わるのかというと、アルコールの製造過程で生じる副産物の量が変わります。

バーボンにはアルコール発酵の過程で生じる副産物が、ウォッカの37倍も含まれます。ローズノウ博士らはこうした化合物が悪酔いの一因ではないかと考察しています。

『脳には妙なクセがある』より

同じように、蒸留酒よりも醸造酒のほうが、水とアルコール以外の副産物（不純物）が増えるといわれます。つまり、**透明のお酒よりも色のついたお酒のほうが、蒸留酒よりも醸造酒のほうが二日酔いになりやすいと考えられるのです。**

家ではビールか日本酒、外ではワイン？

透明な蒸留酒の焼酎は二日酔いになりにくいといっても、量を飲めば、二日酔いにもなれば、健康も害します。

結局のところ、どんな本にも書かれているとおり、「適量」が大事。その目安は、浅野拓先生も紹介しているとおり、1日にビールなら中瓶1本、日本酒なら1合、ワインならグラス2杯程度です。

少ないと感じるでしょうか？　いつも、つい飲みすぎてしまう……という人のために、飲みすぎないためのお酒の選び方のヒントをくれるのが、食生活ジャーナリストの佐藤達夫さんの『**外食もお酒もやめたくない人の「せめてこれだけ」食事術**』です。

佐藤さんは**「家ではビールか日本酒、外ではワインかウイスキー」がいい**、といいます。なぜでしょうか？

> ビールや日本酒はお互いに「注ぎ・注がれ」ということが多い。そのため、外で大勢で飲んでいると自分で飲んだ量がわからなくなり、つい飲み過ぎる。家で飲むときには「何本飲んだ」と計算がしやすいため、けじめがつく。

『外食もお酒もやめたくない人の「せめてこれだけ」食事術』より

一方で、ワインやウイスキーは、レストランなどで飲むときには「注ぎ・注がれ」ということはあまりなく、自分のペースで飲みやすいものです。だから、注がれて、つい飲みすぎるということは比較的少ない。ただ、家で飲んでいると何杯目かわかりにくく、ダラダラと飲みすぎてしまいやすい、と。

飲みすぎた日のことを思い出して「確かに！」と思う人は、「家ではビールか日本酒、外ではワインかウイスキー」にして自分のペースで飲むようにしてみてはいかがでしょうか。

禁酒を成功に導く 2つのコツ

このコロナ禍で酒量が増えたという人もいる一方で、飲みに行く機会が減って、お酒からの卒業を考える人も増えています。そんな方に紹介したいのが、**『「そろそろ、お酒やめようかな」と思ったときに読む本』**です。

著者は、東京アルコール医療総合センター・センター長の垣渕洋一先生。たくさんのアルコール依存症の患者さんたちの禁酒をサポートしてきた経験から、意思の強さとは関係なく、「禁酒が続くしくみ」をつくる方法を教えてくれます。

禁酒術の詳細は、ぜひ本を読んでいただきたいのですが、垣渕洋一先生が「禁酒を成功に導くために必要な行動」として紹介するのが、**「見える化」**することと、**「宣言」**すること。

ダイエットや運動、生活習慣の改善でも同じですよね。前述の『健康寿命を延ばす「選択」』でも、健康になる選択をするために必要なことの一つは「見える化」することでした。

だからまずは、**飲酒日記をつけて記録をとる。**自分がどのくらい飲んでいるのかを正確に把握しなければ、ちょっと注ぎ足しては「まあ、このくらいはいいか」なんて思ってしまいかねません。

そして、禁酒することを周りに宣言する。周りを巻き込めば、宣言した手前、簡単にはやめづらくなります。

では、禁酒生活をどのくらい続ければ、飲まないことが定着するのでしょうか？

垣渕洋一先生曰く、90日が目安、とのこと。

> アルコール依存症の患者さんは、治療の際に必ず「断酒」をしますが、目安として90日ほど続けると、脳がそれを学習して習慣が変わってきます。つまり、飲酒が欠かせなかった状態から飲まなくてもいい状態に切り替わっていくのです。

『「そろそろ、お酒やめようかな」と思ったときに読む本』より

90日というと約3カ月です。「結構長いな」と思うでしょうか。垣渕先生は、依存症までいかない人であれば、「やり方次第でより早期の切り替えが期待できるでしょう」と補足します。

また、禁酒するときにもっともつらいのは最初の2週間、とのこと。逆に**2週間を乗り越えると、「多くの場合で体調がよくなり、採血検査の結果も改善」してくる**など、禁酒のメリットが感じられるようになってくる、とも。

禁酒を考えている人は、ひとまず2週間トライしてみるといいですね。

回復の真実！

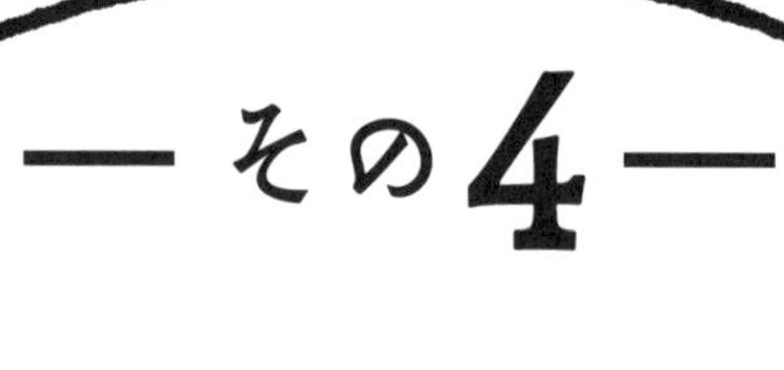

―その4―

「何を飲むか」より「何と飲むか」

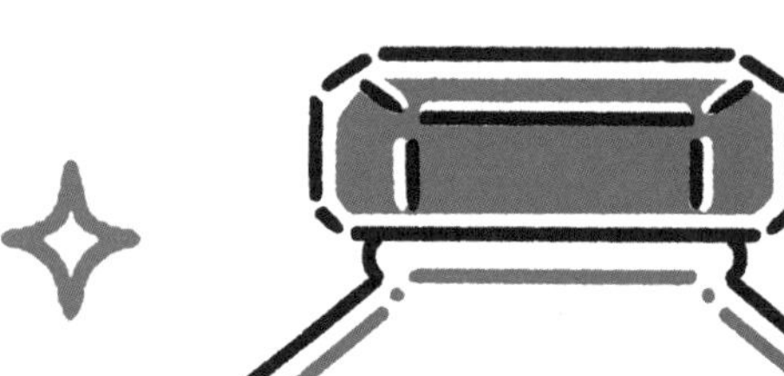

Chapter 3-4

紹介する4冊

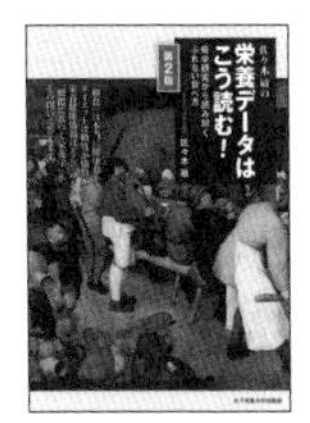

『佐々木敏の栄養データはこう読む！第2版』

佐々木敏／女子栄養大学出版部／2020

栄養と健康について科学的に考え、落ち着いた判断ができるようになる教科書的1冊。ユーモアを交えた語り口調はやわらかい。

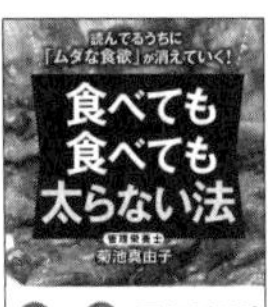

『食べても食べても太らない法』

菊池真由子／三笠書房／2016

管理栄養士として1万人超に食事指導をしてきた著者は「きちんと食べる人ほど、やせる」と断言。そのコツを教えてくれる。

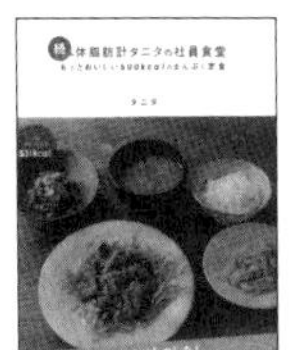

『続・体脂肪計タニタの社員食堂』

タニタ／大和書房／2010

実際に社員食堂で出しているメニューを紹介し、500万部超の大ヒットとなったシリーズ。続編では定食のほか、つまみレシピも。

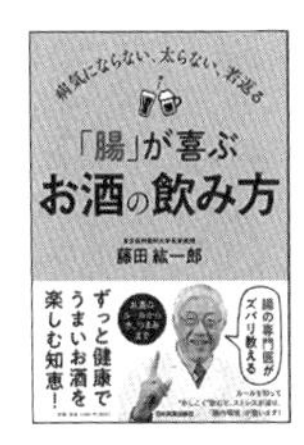

『「腸」が喜ぶお酒の飲み方』

藤田紘一郎／日本実業出版社／2019

腸にやさしいお酒の飲み方、つまみの選び方、水の選び方を解説。「お酒をおかわりするときには水も」などお酒を賢く飲む知恵が満載。

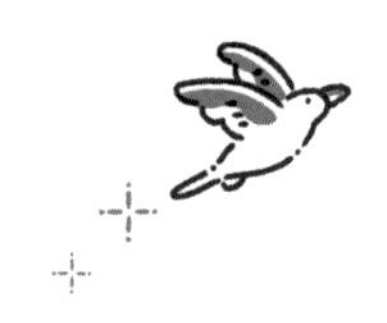

Chapter 3-4

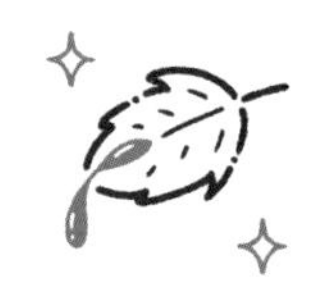

赤ワインは本当に健康になるの？

前項では、お酒に適量はあるのか、二日酔い防止や適量を守るためにはどんな種類のお酒がいいのか、といったことを紹介しましたが、そもそも健康にいいお酒はあるのでしょうか？

その答えをくれるのが、『**佐々木敏の栄養データはこう読む！**』。著者の佐々木敏先生は、日本人が健康維持のためにとるべき栄養素の摂取基準を示す「日本人の食事摂取基準」の策定における中心メンバーの一人です。

お酒の健康効果といえば、まず挙がるのが赤ワインのポリフェノールです。抗酸化作用が動脈硬化を予防し、心筋梗塞などのリスクを減らすといわれています。

実際、ワインをよく飲む人ほど死亡率が低いという研究結果はあるのです。

ところが、ことはそう単純ではない、と佐々木敏先生は待ったをかけます。そして次のような研究結果を紹介します。

よく飲むお酒と日常的に食べている食品を調べた研究で、**ワインをよく飲む人たちは、ほかのお酒を飲む人たちやお酒を飲まない人たちよりも、野菜と果物をたくさん食べて、赤身肉や揚げ物の摂取量が少ないことがわかったのです。**

同様の結果が出たほかの研究も紹介し、飲むお酒の種類によって健康に差が出るわけではない、と結論づけています。

健康のためにどのお酒を飲もうかな、ではなくて、お酒を飲みながらなにを食べようかな、そして、その食事全体が健康によい食べ物の組み合わせになっているかな、と考えるべきなのです。

『佐々木敏の栄養データはこう読む！　第２版』より

お酒で太るかどうかは
つまみで決まる

また、お酒は太るのか、どんなお酒が太るのかも気になるところだと思います。まず、お酒自体では基本的には太りません。お酒の種類に限らず、アルコールで得たエネルギーのほとんどはその場で熱となって消費されるからです。**問題は、お酒とともに「食べているもの」なのです。**

きちんと食べて、理想の体を目指すコツを紹介してくれる『食べても食べても太らない法』の著者、管理栄養士の菊池真由子さんも、まさに同じことを書いています。

「ビールをはじめ、お酒のカロリーは飲んですぐに体温として発散されます。お酒を飲むと体が温まるのがその証拠です」と。ただ、次のような続きがあります。

ただし、肝臓で分解できる量を超えるお酒は、余計なカロリーになってお腹周りの脂肪になるので要注意。たとえば、顔が赤くなる、頭痛がする、足もとがふらつく、気持ちが悪くなる、二日酔いになるほどの量です。

『食べても食べても太らない法』より

アルコールは基本的には太らない。ただ、飲みすぎればそうとは言い切れない、ということですね。

菊池さんがおつまみの選び方で意識しているのは、「生で食べるもの」と「ゆでて食べるもの」を選ぶこと。なぜなら、**おつまみで太る原因は「脂肪の量が多い」か「量を食べすぎてしまう」かのどちらかで、その両方を避けられるのが、生で食べるもの、ゆでて食べるものだから**、とのこと。

居酒屋にありそうなメニューを思い浮かべると、生で食べるものには刺身や冷ややっこ、サラダ、和え物、生春巻きなど、ゆでて食べるものには枝豆、しゃぶしゃぶなどがあり、結構いろいろ選べます。全部が「生」か「ゆで」ではなくても、意識して選ぶだけでも違ってくるでしょう。

さらに、「最高のおつまみ」と菊池さんが絶賛するのが、アーモンドです。なぜでしょうか？

「アーモンドには、ほかのおつまみで食べた脂肪や炭水化物をその場で燃やし、分解してしまう働きがあります」とのこと。このうれしい働きの鍵を握るのが、ビタミンB_2です。

ナッツはおすすめの間食としても紹介しましたが、晩酌のおともにもおすすめです。

肝臓は、食事よりも
お酒の処理を優先する

「お酒を飲むと太るといわれる最大の理由は、"肝臓"」にある、と伝えるのは『**続・体脂肪計タニタの社員食堂**』です。

そのなかのコラムに「お酒は太る!?のからくり」が。

本来、からだに入った栄養を分解したり貯蔵したりする役割をもつ肝臓は、アルコールを摂取すると、食事による栄養処理を後回しにし、アルコール処理を優先してしまうのです。すると、食事で摂取したカロリーは、そのまま脂肪に……。

『続・体脂肪計タニタの社員食堂』より

やっぱり、太る原因はお酒そのものではなく、お酒と一緒に口にするものにあるということです。

そこで、『続・体脂肪計タニタの社員食堂』では、**お酒を飲むときには肝臓の働きを助ける食材を**、とアドバイスします。具体的には、鶏のささみ、豆類、レバーや魚介類などがおすすめとのことです。

お酒のおともといえば、「水」も。寄生虫や腸内細菌の研究で有名な藤田紘一郎先生は、『**「腸」が喜ぶお酒の飲み方**』のなかで、「水道水には雑菌を消毒するために塩素が使われているので腸によくない」と書かれています。

では、どんな水がいいのかというと**「ナチュラルミネラルウォーター」**。これは、地層中のミネラル分が溶け込んだ地下水を原水として、沈殿、ろ過、加熱殺菌以外の処理をしていないものです。含まれているミネラル分のうち、**カルシウムには腸のぜん動運動を活発にする働きが、マグネシウムには便をやわらかくする作用があります。**

お酒はやっぱり適量を守ることが大事で、そのうえで、お酒とともに食べるつまみ、水に気を配るのがポイントです。

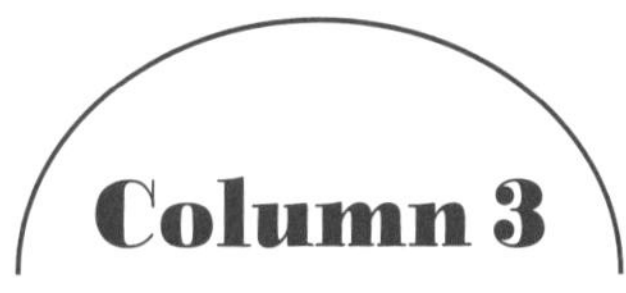

低糖質スイーツは救世主？
血糖値への影響は小さい

糖質を気にする人のために、「糖質オフ」「糖類ゼロ」などと表記された低糖質スイーツが増えています。ちなみに糖類とは、糖質のうち、ブドウ糖や砂糖など、単糖類と二糖類の総称のこと。糖質のなかでもすぐに分解されて吸収されやすいのが糖類です。

低糖質スイーツは、ちゃんと甘みを感じられるのに、なぜ糖質や糖類をオフ・ゼロにできるのかというと、人工甘味料や、羅漢果やエリスリトールといった植物由来の甘味料が使われているから。こうした甘味料は血糖値への影響が少ないのです。ただ、甘みはあるので食べ続けていると、もっと甘いものを食べたくなることも。いい距離感で付き合いましょう。

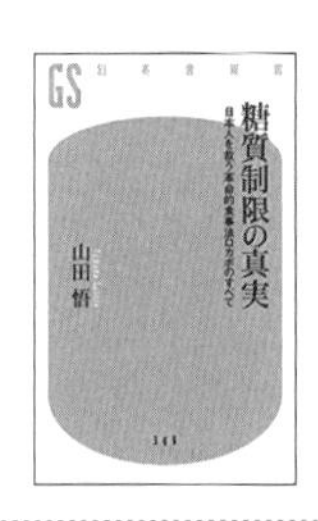

『糖質制限の真実』

山田悟／幻冬舎新書／2015

著者は「ゆるやかな糖質制限＝ロカボ」の提唱者。なぜロカボなのか、栄養学の常識はどう変わったのか、結局どう食べればいいのかを教えてくれる。

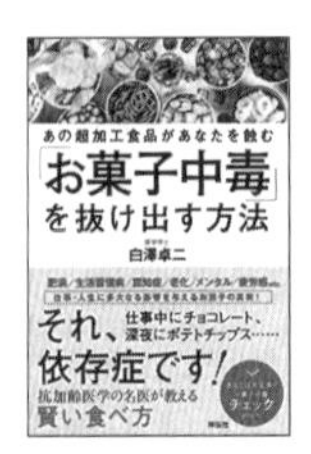

『「お菓子中毒」を抜け出す方法』

白澤卓二／祥伝社／2019

お菓子には精製度の高い材料が複数使われている。だからやめられない。中毒性をもたらす７つの犯人を紹介し、そこから抜け出す解決策を提示する。

リフレッシュ度120%の「疲れない睡眠・お風呂」

疲労回復の唯一の方法が、寝ること。
睡眠にまさる特効薬はありません。
その睡眠を深めるコツは
お風呂の入り方にもあるんです。

回復の真実！

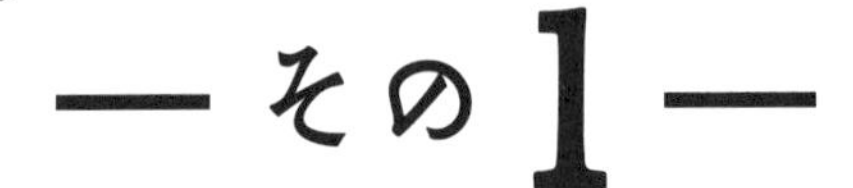

―その1―

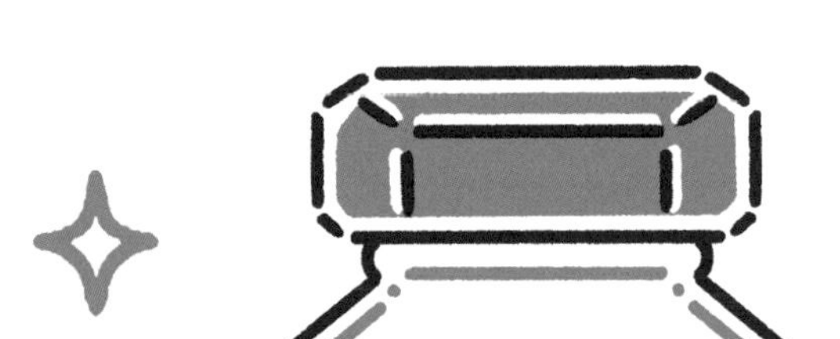

睡眠は「質×時間」で決まる

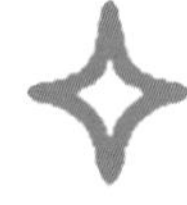

Chapter 4-1

紹介する4冊

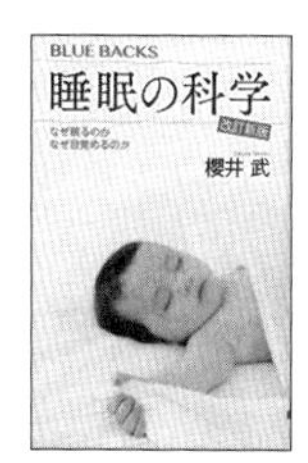

『睡眠の科学　改訂新版』

櫻井武／講談社ブルーバックス／2017

覚醒を制御する「オレキシン」の発見者である著者。睡眠と覚醒のメカニズムをわかりやすく解説し、日常の疑問にも答えてくれる。

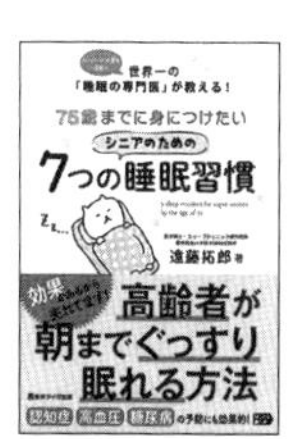

『75歳までに身につけたい シニアのための7つの睡眠習慣』

遠藤拓郎／横浜タイガ出版／2021

睡眠専門のクリニックの院長である著者が、中高年は寝すぎによるトラブルが多いと、短い睡眠時間で質を高める方法を伝える。

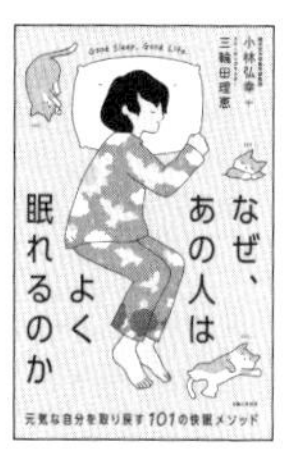

『なぜ、あの人はよく眠れるのか』

小林弘幸、三輪田理恵／主婦と生活社／2022

よく眠れる人がやっている101のメソッドを紹介。医師の小林先生が基本知識を、睡眠改善コーチの三輪田さんが実践方法を解説。

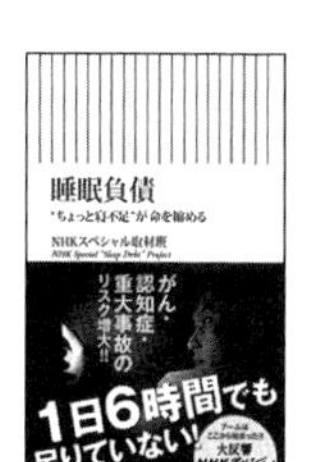

『睡眠負債 "ちょっと寝不足"が命を縮める』

NHKスペシャル取材班／朝日新書／2018

わずかな睡眠不足の積み重ねが日中のパフォーマンスを下げ、重大事故や認知症、がんのリスクも上げる。負債を解消するには？

Chapter4-1

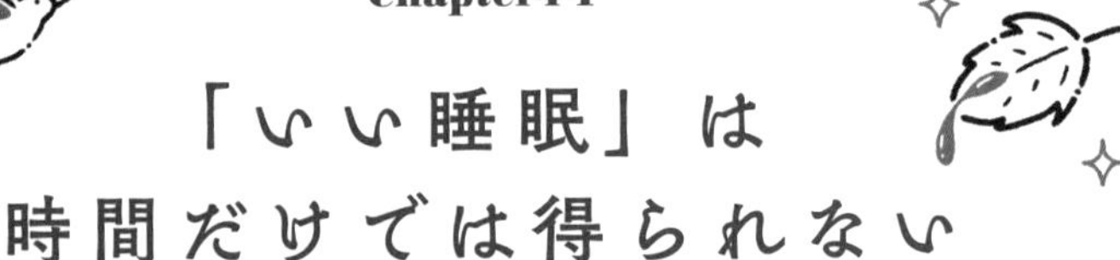

「いい睡眠」は時間だけでは得られない

突然ですが、問題を2つ出します。

①長生きするには、何時間睡眠がいいでしょうか？

②長生きをする人が多いのは、何時間睡眠の人でしょうか？

よく似た問題ですが、答えは違います。①の答えは「人それぞれ」、②は「7時間前後」です。どういうことか、説明していきましょう。

睡眠研究の第一人者として知られる櫻井武先生の『**睡眠の科学**』では、「何時間寝ればいい？」という問いに対し、「比較的大きな個人差がある」と回答します。

「アメリカで行われた大規模な調査では、7時間睡眠をとる人がもっとも長命であるとされている。それ以下でもそれ以上でも寿命は短くなる」という事実は紹介したうえで、「早急な結論を出すのはよくない」と釘を刺し、次のように続けています。

> 一般的には7時間前後が多いが、「あなたが翌日、眠気を感じずに、すっきりと過ごせるだけ眠ればよい」というのが適切な答えであろう。睡眠時間の必要性は個人によって大きな差があるのだ。

『睡眠の科学　改訂新版』より

確かに、さまざまな研究で、7時間前後の睡眠の人がいちばん長生きしているという結果が出ています。でも、だからといって7時間睡眠がいちばん健康によいかというと、そうとは限らないのです。

例えば、いつも10時間寝ている人が7時間睡眠にしたら、当然、足りません。その人は睡眠の質が悪いから10時間の睡眠を必要としているのであって、質が悪いまま睡眠時間を短くすれば、寿命も短くなるだけでしょう。

一方で、睡眠時間が5〜6時間でも、十分に足りている人も一部ですがいます。そういう人は、わざわざ1、2時間睡眠時間を延ばして、7時間睡眠に変える必要はないのです。

ただし、5、6時間しか寝ていない人のなかには、本来7時間の睡眠が必要なのに十分な睡眠時間を確保できていない、慢性的な睡眠不足を感じている人もいます。そういう人が半数ほどいるでしょうか。だから、統計を取ると、結果的に7時間睡眠の人よりも健康長寿にはならないのです。

つまり、**睡眠というのは、「質×時間」が大事。**櫻井武先生もいうとおり、**必要な睡眠時間は人によって差があり、時間だけでは決まらない**というのが現在の主流な考え方です。

「睡眠は長いほうがいい」は嘘

年齢を重ねるにつれて、睡眠時間が短くなってきた、長く寝られなくなってきたと感じている方は多いでしょう。

それは、ごく自然なことです。加齢とともに、睡眠は変化するものなのです。

祖父、父に続き、3代で睡眠の研究を続け、睡眠専門のクリニックの院長を務める遠藤拓郎先生は『シニアのための7つの睡眠習慣』の「はじめに」で、こんなふうに語っています。

> 私がこの本で一番訴えたいこと。
> それは「歳を取ったら､長く寝る習慣をやめてほしい」「間違った寝過ぎをやめてほしい」ということです。

『75歳までに身につけたいシニアのための7つの睡眠習慣』はじめにより

そして、**75歳を超えると、人が眠れる時間は平均して6時間半以下になる**、と紹介します。ところが、布団に入っている時間は、年齢とともに増加する傾向があり、75歳を超えると平均で8時間以上になるそうです。

だから、布団のなかで「眠れない……」と、悶々と過ごすことになるのです。こうした事態に陥るのは、**「7時間眠らないといけない」という思い込みがあるから**ではないでしょうか。

睡眠時間と死亡リスクとの関係でいえば、平均6時間睡眠の人と10時間睡眠の人を比べると、6時間睡眠の人のほうが長生きです。

ですから、**「睡眠は長いほうがいい」というのはまったくの嘘。**「7時間寝なければいけない」「長く寝なければいけない」という思い込みは手放しましょう。

睡眠が足りているかは、4時間後にわかる

万人に共通のベストな睡眠時間があるわけではない、睡眠時間は長いほうがいいわけではない、年齢によっても変わる、とわかったら、次に気になるのは「自分に合った睡眠時間は？」ですよね。

医師の小林弘幸先生と睡眠改善コーチの三輪田理恵さんの共著『なぜ、あの人はよく眠れるのか』では、睡眠時間が6時間以下のショートスリーパーと、睡眠時間が9時間以上のロングスリーパーは全体の1、2割にすぎず、**日本人の8〜9割はその間、つまり6〜9時間の睡眠を必要とする**、と説明します。

そのうえで、十分に睡眠がとれているかどうかを確認するために注目すべきとアドバイスするのが、「日中の眠気」と「日中の体調やパフォーマンス」です。

なかでもわかりやすいのが、「起きて4時間後の眠気と体調・パフォーマンスをチェックすること」。

この時間が大事な理由は、**起きて4時間後くらいは、いちばん覚醒していなければいけない時間帯**だからです。

また、「健康な人の体内時計のリズムでは、起床から8時間経つと脳が疲れて」くるもの。そのため、午後に多少の眠気やパフォーマンスの低下を感じるのは、仕方のないことなのです。だから、睡眠を評価するなら、起きて4時間後のチェックがわかりやすいというわけです。

私は、「起きて4時間後の眠気」に加えて、次の3点もチェックポイントとして挙げたいと思います。

- **朝起きたときに眠気、だるさがある**
- **夜、寝落ちしてしまう**
  （布団に入って5分以内に眠るのは、疲れがたまって寝落ちしている可能性あり）
- **電車やバスで次の駅・停留所に着くまでに眠っていることがある。または飛行機の離陸前に寝てしまう**

これらにあてはまる人は、睡眠が十分ではない可能性が高い。逆に、いずれもあてはまらない人は、今の睡眠で合っているということです。

負債は返せても
貯金はできない

起床の4時間後、本来ならもっとも頭が働いているはずの時間帯にいつも眠気やだるさを感じる人は、睡眠不足がじわじわと蓄積されていっています。こうした蓄積した睡眠不足のことを「睡眠負債」といいます。

この睡眠負債の弊害についてくわしく書かれたのが、NHKスペシャル取材班がまとめた、ズバリ『**睡眠負債**』です。

毎日1、2時間のちょっとした睡眠不足が積み重なることで、日中のパフォーマンス、がんや認知症といった病気のリスク、さらには子どもの成長にまで悪影響をおよぼす、と警鐘を鳴らします。

ただ、そうはいっても「平日はどうしても睡眠時間が限られてしまう……」という人は少なくないでしょう。そういう人が、週末に寝だめをすることで睡眠不足を解消することはできるのでしょうか？　その答えは、次のとおりです。

睡眠負債の返済の「唯一の方法は、もっと眠ること」であるから、仕事のない週末に長く眠ることは、目先の返済に多少なりとも貢献しているのは確かだ。しかし、それで日々の「睡眠不足を解消できる」、すなわち睡眠負債をすべて返済できるかとなると疑問符がつく。

『睡眠負債“ちょっと寝不足”が命を縮める』より

少し補足すると、寝だめは有効であるというデータも、意味がないというデータもどちらもあります。ただ、睡眠負債がたまっているのなら、寝だめをしないよりもしたほうがいいことは間違いありません。

ただし、睡眠負債を返すことはできますが、今後のために“貯金”することはできません。

つまり、**週末に10時間寝たから翌日は5時間睡眠でいいというわけにはいかない**、ということ。ですから、「寝だめ」という表現は本来は適切ではないのです。

また、『睡眠負債』では、**睡眠負債を一気に返そうとすると体内時計が狂うので、「1時間早く寝て、1時間遅く起きる」程度にとどめる**ようアドバイスします。これもそのとおりで、特に朝の起床時刻はあまり動かさないほうがいい。2時間ズレると、生活リズムが乱れます。どうしても睡眠負債を返したい人は、早く寝るようにしてください。

回復の真実！

―その2―

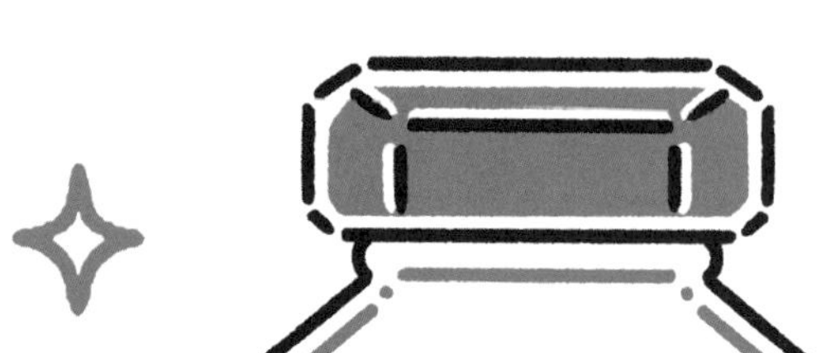

ぐっすり睡眠のコツ・環境編

脳は涼しく、体は温かく

Chapter 4-2

紹介する4冊

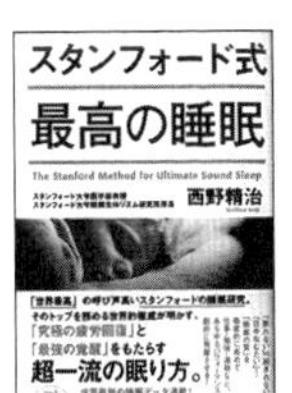

『スタンフォード式　最高の睡眠』

西野精治／サンマーク出版／2017

スタンフォード大学睡眠生体リズム研究所所長の著者が、脳・体・精神を最高のコンディションに整える「最高の睡眠」法を紹介。

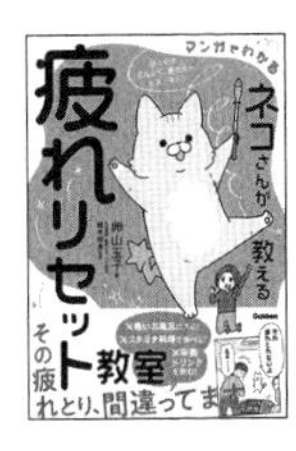

『マンガでわかる　ネコさんが教える疲れリセット教室』

卵山玉子（著）、梶本修身（監）／Gakken／2021

疲れた夫婦の前に現れた“トラさん”が、正しい「疲れとり術」を教えてくれる。やりがちな間違いには「ぶっぶー」とひと言。

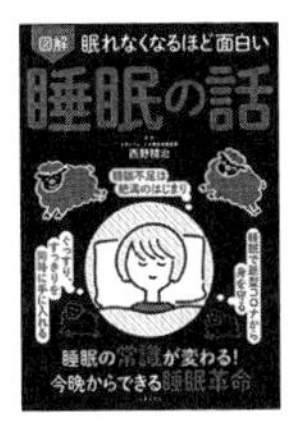

『眠れなくなるほど面白い　図解　睡眠の話』

西野精治（監）／日本文芸社／2021

朝型・夜型は年齢や生活習慣でときに変わる、羊を数えるより「Sheep」と数えるなど、「へぇ！」満載の図解シリーズ睡眠版。

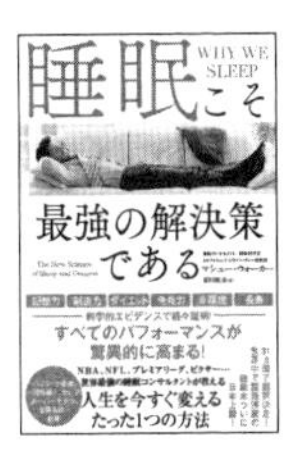

『睡眠こそ最強の解決策である』

マシュー・ウォーカー（著）、桜田直美（訳）／SBクリエイティブ／2018

記憶力や集中力も、メンタル、ダイエット、寿命もすべて睡眠が味方になる、と著者。夢が想像力を生むとの話も興味深い。

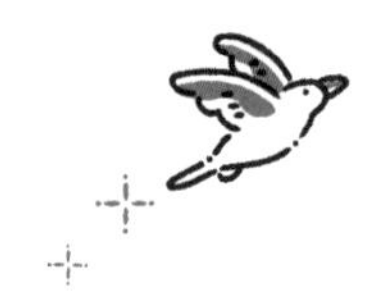

Chapter4-2

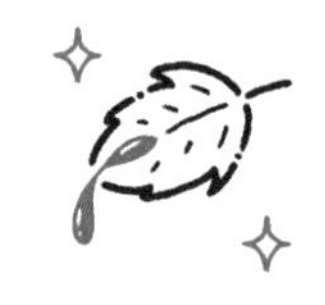

眠りはじめの90分がすべて

8時間寝ても、なんだか寝足りないときもあれば、5時間ぐらいの睡眠でも意外とスッキリ目覚められることもありませんか？　この違いが、睡眠の質です。

「睡眠研究のメッカ」と称されるスタンフォード大学で睡眠生体リズム研究所の所長を務める西野精治先生は、**「睡眠の質は、眠りはじめの90分で決まる」**と断言します。

> 「最初の90分」さえ質が良ければ、残りの睡眠も比例して良質になるのだ。
> 逆に最初の睡眠でつまずいてしまうと、どれだけ長く寝ても自律神経は乱れ、日中の活動を支えるホルモンの分泌にも狂いが生じる。

『スタンフォード式　最高の睡眠』より

なぜ、最初の90分が大事なのでしょうか。

眠りには「レム睡眠」と「ノンレム睡眠」があるという話は聞いたことがあるでしょうか。レム睡眠は、体は眠っているけれど脳は働いている状態で、ノンレム睡眠は脳も体も休んでいる状態のこと。

寝ついた後、まず訪れるのがノンレム睡眠です。とりわけ最初の90分間のノンレム睡眠は、睡眠全体のなかでももっとも深い眠りで、ゴールデンタイムと呼ばれます。

その後、レム睡眠が訪れ、ふたたびノンレム睡眠へというサイクルをひと晩で4〜5回繰り返します。そして明け方に近づくにつれ、ノンレム睡眠は浅く短くなっていくのです。

最初の3時間ぐらいの間に訪れるノンレム睡眠は比較的深いノンレム睡眠なので、この3時間をゴールデンタイムと呼ぶこともあります。

「成長ホルモン」がもっとも多く分泌されるのも、このゴールデンタイムです。**いちばん深いノンレム睡眠の質が悪かったり、外部から疎外されたりすると、成長ホルモンは正常に分泌されない**、と西野精治先生はいいます。

成長ホルモンと聞くと、成長期の子どもにかかわるホルモンというイメージを持つ人も多いかもしれませんが、実は、大人にとってもとても大切なもの。成長ホルモンには細胞の増殖や正常な代謝を促進させる働きがあり、疲労回復にも深くかかわっています。

そのため、**最初の90分（または3時間）をしっかり深く眠ることが、睡眠の質を上げる、最大の鍵**なのです。

エアコンはつけっぱなしに

では、眠りはじめのゴールデンタイムにぐっすり眠るには？　欠かせないのは、**安心・安全で快適な環境をつくること**です。どんな生き物も、安心・安全で快適な環境でなければゆっくり眠ることはできません。

そのポイントは、ひと言でいえば「頭寒足熱（ずかんそくねつ）」。つまり、

室内環境は涼しく、布団内は温かくするということ。脳は熱がこもりやすいので、つねに熱を外に逃がし、冷やす必要があります。脳にとっての快適温度は22〜24℃です。

ところが、筋肉の少ない日本人の場合、夏場はその温度では体は寒く感じます。脳にとっての快適温度と体にとっての快適温度は違うのです。

だから、暖かい布団で体を温める必要があります。**布団内温度は、33℃ぐらいが理想**です。

私が監修を務め、ネコマンガ家の卵山玉子さんがやわらかくわかりやすいマンガにまとめてくれた『ネコさんが教える疲れリセット教室』から少し引用しましょう。

> 睡眠の質を下げない温度はこのくらいだよ
> 夏：25 〜 26℃
> 冬：20 〜 22℃
> 湿度は通年 50 〜 60％
> のどが乾燥するといびきをかきやすくなるから湿度にも気を配って！

『マンガでわかる　ネコさんが教える疲れリセット教室』より

見た目はネコで自称妖精の「トラちゃん」こと、ツカレターノ・トラーニャの台詞です。

冬は18℃以下にしてはいけない、とWHO（世界保健機関）も勧告を出しています。さらには、高齢者や小児のいる家庭ではもっと高い温度が推奨されています。

ところが、国土交通省の調査では9割の世帯の寝室が18℃を下回っていました。特に西日本のほうが、断熱住宅が普及しておらず、室温が低い傾向にあります。

「冬は20℃以上、夏は26℃以下」に保つようにしましょう。そのためには、エアコンはタイマーをかけるのではなく、つけっぱなしに。

室温が高すぎたり低すぎたり、あるいは寝ている間に温度が変われば、体温調節のために自律神経はがんばって働き続けることになります。それでは脳は休まりません。

冷え性の人は
靴下よりレッグウォーマー

前述の快適な温度は、年代によらず、この温度です。ただ、筋肉の多い人ほど寒さに強いので、快適に感じる室温は筋肉量によって変わります。

もし快適と感じる室温がパートナーと異なり、寝室を別にできない場合は、脳は熱さに弱いので、暑がりの人に室温を合わせ、寒さを感じる人は布団や衣類で温度調節することをおすすめします。

また、眠りにつくときには、深部体温が1度ほど下がります。体が自然に熱を放出できるように、**寝るときの服装と布団は、保温性と通気性の両方を兼ね備えるものに。**

冷え性の人のなかには靴下を履いたまま寝る人もいますが、それでは足先からの放熱が妨げられます。

西野精治先生監修の『眠れなくなるほど面白い　図解　睡

眠の話』では、**寝る1～2時間前から靴下を履いて足を温め、血行をよくしておいて、寝る直前に靴下を脱ぐといい**ですよ、とアドバイスされています。そうすると、放熱がうながされ、深部体温が自然に下がりやすいのです。

どうしても足先の冷たさが気になる人は、靴下ではなく、レッグウォーマーがおすすめです。足元は温めつつも、足先は覆われないため、放熱の邪魔にはなりません。

寝る前の読書はやり方次第

眠りを妨げるものといえば、光も睡眠の質を左右します。

寝る直前までパソコン作業をしていたり、タブレットで動画を眺めたりしていたら、疲れているはずなのに、なかなか寝つけなかった……ということ、ありませんか？

眠りにつく1～1時間半前は脳を興奮させてはいけません。布団のなかでスマホを見るのも、絶対にNG。光や情報の刺激で、脳が覚醒してしまうのです。

全米、全英でベストセラーになった翻訳本『**睡眠こそ最強の解決策である**』では、夜は、特に青色LEDを避けるように、と説きます。

> 目の中にあって光を感知し、視交叉上核に「今は昼だ」と伝える光受容体は、青い光の中にある短い波長をもっとも敏感に感じとる。そして青色LEDは、まさにその青い光を、もっとも強く発しているのだ。その

ため、夜に青色LEDを浴びると、昔ながらの白熱灯に比べ、メラトニン生成への悪影響が2倍にもなる。

『睡眠こそ最強の解決策である』より

メラトニンは睡眠をうながすホルモンです。それが十分に分泌されないということは、眠くならない、熟睡できないということです。

青色LEDが使われているのは、照明、パソコン、スマホ、タブレット、テレビの画面など。

『睡眠こそ最強の解決策である』では、iPadの読書は、紙の読書に比べて、メラトニンの分泌を20%以上抑えた、という研究結果も紹介されています。夜寝る前に数時間iPadで読書をすると、メラトニンの分泌のはじまる時間が、紙の本に比べて最大で3時間も遅くなったそうです。

夜の読書は、電子書籍ではなく、紙の本にしましょう。

また、電気は消して眠りにつくこと。まぶたの上からでも光を感じれば、睡眠レベルが低下して、深い睡眠をとりづらくなります。ちなみに、**明かりをつけたまま睡眠をとる人は肥満になりやすい**との研究結果もあります。

とはいえ、完全な真っ暗は苦手で、かえって不安になって眠れないという人もいますよね。そういう場合は、カーテンを少しだけ開けて月明かりを入れるか、フットライトなどの間接照明を利用するのがおすすめです。

回復の真実！

―その3―

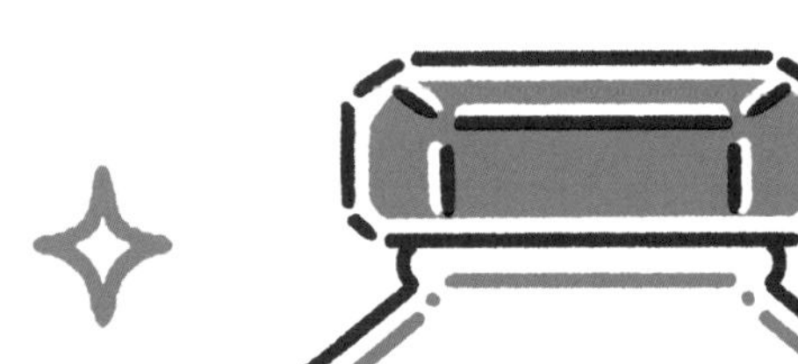

ぐっすり睡眠のコツ・行動編

夜はリラックス、朝はゆっくり

Chapter 4-3

紹介する４冊

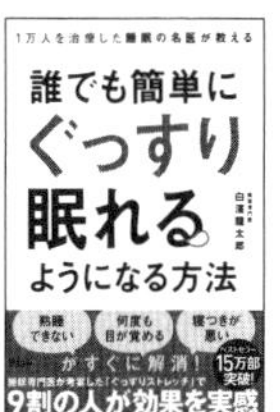

『1万人を治療した睡眠の名医が教える 誰でも簡単にぐっすり眠れるようになる方法』

白濱龍太郎／アスコム／2017

睡眠によいことは多数あっても全部はできない。そんな人のために「ぐっすりストレッチ」をはじめシンプルなコツを提案。

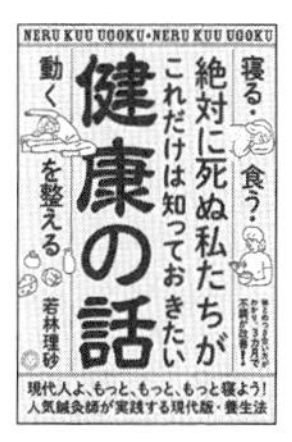

『絶対に死ぬ私たちがこれだけは知っておきたい健康の話 「寝る・食う・動く」を整える』

若林理砂／ミシマ社／2018

歳をとっても、それなりに動けて、楽しく生きられる「いい塩梅」の健康を目指そうと語る著者の現代版の養生法とは？

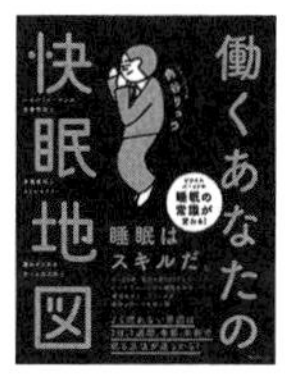

『働くあなたの快眠地図』

角谷リョウ／フォレスト出版／2022

季節や年齢、ライフイベントで眠り方は変わる。睡眠に悩むビジネスパーソンをサポートしてきた著者が快眠スキルを伝授。

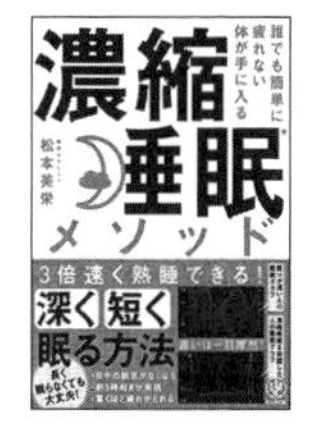

『誰でも簡単に疲れない体が手に入る 濃縮睡眠® メソッド』

松本美栄／かんき出版／2019

睡眠の質を高めた結果、睡眠時間が短くなることを「濃縮睡眠®」という。とにかく質にこだわった睡眠メソッドを紹介。

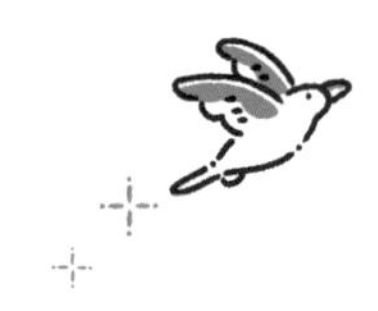

Chapter4-3

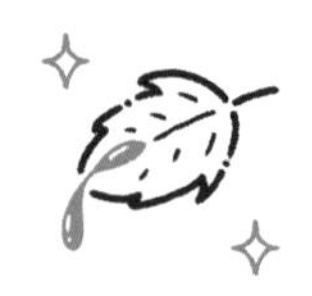

ストレッチは眠りの準備運動

なんだか寝つけない夜、「羊が1匹、羊が2匹……」と数えても、なかなか眠気は来ないものです。

それは、「眠らなければ、眠らなければ」と眠ることに集中し、眠れないことにイライラしているうちに交感神経が優位な状態になって、さらに眠りにくくなるから。

スムーズに眠りにつき、質の高い睡眠を得るには、脳も体もリラックスした状態にもっていくことがポイントです。

睡眠の専門医で、睡眠と呼吸器内科を専門とするクリニックの院長である白濱龍太郎先生の『1万人を治療した睡眠の名医が教える　誰でも簡単にぐっすり眠れるようになる方法』では、深い睡眠に導く方法として、オリジナルの「ぐっすりストレッチ」というエクササイズを紹介しています。

> このストレッチは、「内臓など、体の深い部分の体温（深部体温）が下がると、眠気が起きる」「副交感神経の働きが優位になり、体がリラックス状態になると、眠気が起きる」という体の特徴を利用したものです。
> 「ぐっすりストレッチ」では、まず一度、深部体温を上げるためのストレッチを行い、次に深部体温を下げ、副交感神経を優位にするためのストレッチを行います。

『１万人を治療した睡眠の名医が教える　誰でも簡単にぐっすり眠れるようになる方法』はじめにより

そのやり方はぜひ本を見ていただきたいのですが、なぜストレッチなのかといえば、体を軽く動かすことで、「深部体温」と「自律神経」のダブルの効果があるから、とのこと。

加えて、私は、**寝る前のストレッチのよさは、血流がよくなる点にもある**と思います。

自律神経は、全身にくまなく酸素を送り届けるために、血圧を上げたり、心拍を高めたりして、血流をコントロールしています。血流が悪いということは、それだけ、自律神経に負担をかけているということ。逆に**血流がよくなれば、そのぶん、自律神経の負担が軽くなり、脳も自律神経も休ませることができる**のです。

ストレッチで血流をよくしてあげることは、そういう意味でも、よい眠りに入る準備になります。

睡眠前の食事は、自律神経の残業

逆に自律神経を活発に働かせるようなことは、寝る前には避けましょう。激しい運動や熱すぎるお風呂は、その意味でNG。また、寝る直前の食事も、同様に睡眠を妨げます。

鍼灸師の若林理砂さんの『絶対に死ぬ私たちがこれだけは知っておきたい健康の話』には、「寝る」の質を高める7つの習慣が紹介されています。

一つ目は入浴の時間。寝る直前の入浴は体が温まりすぎて、入眠に時間がかかるので、**遅くとも寝る1時間前くらいまでに入る**ということ。

そして2つ目の「寝る」の質を高める習慣が、**「食事は寝**

る直前にしない」です。

> お腹がいっぱいになると眠くなるものなのですが、遅くに帰宅して満腹になるまで食事をしてから眠ると、睡眠時に消化にエネルギーを使うことになり、疲れが取れにくくなります。また、夜寝る直前に食べると太りやすいという欠点もあります。食事はできるだけ午後8時くらいまでには摂るようにしたほうがよいです。

『絶対に死ぬ私たちがこれだけは知っておきたい健康の話
「寝る・食う・動く」を整える』より

食事をすると、食べたものを消化するために胃腸が活発に働きはじめます。この胃腸の動きをコントロールしているのも自律神経なので、**寝る直前の食事は、本来は休息をしたいタイミングに自律神経に消化のための"残業"を強いることになる**のです。

その結果、眠りを妨げてしまうというわけですね。私も、寝る2〜3時間前には食事を済ませておくほうがいいと思います。

目覚ましは音より光

朝の目覚め方も睡眠の質を左右します。すぐに目が覚めるよう、大きな音でアラームを鳴らしていませんか？

突然の大きな音で起こされると、一気に交感神経が緊張して、心拍数や血圧が上昇します。Chapter1-3で、朝は自律神経にとって注意が必要な時間帯だ、と伝えましたよね。

自律神経を強引に揺さぶるような起き方をすれば、朝から疲労して、睡眠の満足感も目減りしてしまいます。さらには、寝起きの立ち眩みや動悸といった不調につながってしまうことも。

朝の目覚ましは、鳥のさえずりや川のせせらぎなどの自然の音を、低音量から少しずつ大きくしていくのが理想です。そしてもっと理想的なのは**音ではなく「光」で起きる**こと。

朝の起き方について書かれているのが『**働くあなたの快眠地図**』です。目覚めに「光」を活用することも紹介されています。

光は、朝が来たことを知らせる合図です。**朝日を浴びることは、すべての目覚めの方法のなかでもっとも効果のあるもの。**でも、自然な朝日に頼っては、日の出の遅い冬や雨の日などは起きにくくなってしまう、と著者の角谷リョウさんはいいます。そこで提案するのが「照明」の活用です。

具体的には、「調光・調色機能付きでタイマーが付いている照明」や「光を照射することで目覚めをうながす『光目覚まし時計』」を使うということ。

私もよい方法だと思います。一つだけ注意点を補足すると、いきなり強い光を浴びると、やはり交感神経を緊張させてしまうので、**日の出のように少しずつ明るくなるように設定する**といいでしょう。

目覚ましといえば、目覚めの1杯にコーヒーを飲む人も多いかもしれません。でも、これはNG行動です。

コーヒー自体は、クロロゲン酸という抗酸化作用のあるポリフェノールが豊富なので、角谷リョウさんも書いているとおり、1日4杯程度までなら、さまざまな病気のリスクを下げ、健康長寿につながることがわかっています。ちなみに、クロロゲン酸の効果は2〜3時間しか続かないので、3時間おきぐらいに飲むとより効果的です。

では、なぜ目覚めのコーヒーはよくないのでしょうか。角谷リョウさんは「寝起きのコーヒーはストレスに弱くなるため飲んではいけません」といいます。

コーヒーには「コルチゾール」というホルモンの分泌をうながす作用があります。ストレスに対応するホルモンとして知られていますが、血圧や血糖、体温を上げ、起きる準備をうながす“目覚ましホルモン”でもあります。

実際、コルチゾールの値がいちばん高いのが、起きた瞬間なのです。そのタイミングでコーヒーを飲むと、さらにコルチゾールの分泌をうながして、しばらくすると逆に下がってしまう。その反動がくるのがだいたい3時間後なので、ちょうど仕事はじめや、これから活動しようというときにだるくなってしまうのです。コーヒーは朝食と一緒に、あるいは朝食後にしましょう。

理想の昼寝は15時までに15分

夜、朝ときたので、最後に昼の習慣も。睡眠改善の手段として「15分のパワーナップ（昼仮眠）」をおすすめするのが『濃縮睡眠®メソッド』の著者・松本美栄さんです。睡眠の質を高めることで、結果的に、短い睡眠時間で深い睡眠がしっかりとれるようになることを「濃縮睡眠®」と呼び、短時間の昼寝は、濃縮睡眠®を実践するうえでも、午後のパフォーマンスを上げる意味でも効果は絶大といいます。

理想的なパワーナップは、**午後の12時から15時の間に15分間だけ仮眠をとること。**

15分という時間は非常に大事なポイントです。寝すぎると深い睡眠に入ってしまい、脳が覚醒するのに時間がかかり、起きたときにボーッとしてしまうのです。これは「睡眠慣性」という現象です。

また「12時から15時まで」という時間帯も重要。15時以降の仮眠は、たとえ短い時間であっても夜の睡眠に影響を与えてしまうのです。

もしも短時間で切り上げることが難しい場合には、「コーヒー仮眠」を、と松本美栄さん。コーヒーに含まれるカフェインの覚醒効果が現れるのは20〜30分後ぐらいなので、**仮眠前にコーヒーを1杯飲んでおくと、ちょうど起きたい頃にカフェインの効果が表れ、起きやすくなるのです。**クロロゲン酸の抗酸化作用で疲れもやわらぎ、一石二鳥ですね。

ただ、オフィスでは眠気や疲れを感じても仮眠を取るのは難しいかもしれません。その場合は、1分でもいいので目を閉じてボーッとする時間をつくってください。

睡眠ほどの回復効果はありませんが、目を閉じて脳に入力される情報を遮断するだけでも、脳の負荷は少し下がります。休憩中もついパソコンやスマホを見てしまう人は多いのですが、それは脳にとっては休憩にはなりません。

回復の真実！

―その4―

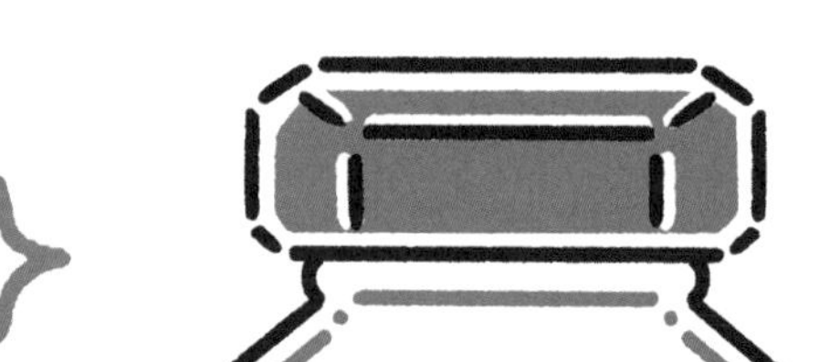

入浴は出るタイミングが大事

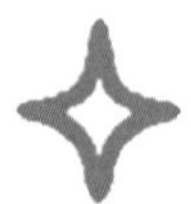

Chapter 4-4

紹介する4冊

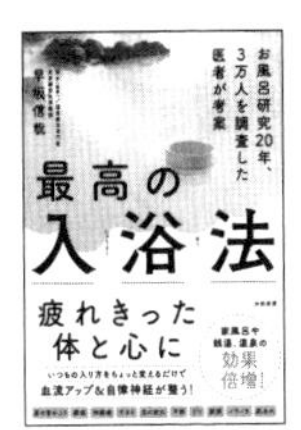

『最高の入浴法』

早坂信哉／大和書房／2018

入浴を医学的に研究する著者が身近なお風呂の健康効果を余すことなく解説。読めば毎日の入浴がありがたい習慣に変わる。

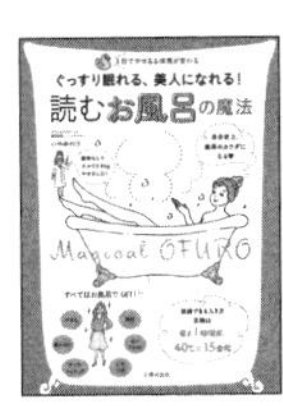

『ぐっすり眠れる、美人になれる！ 読む　お風呂の魔法』

小林麻利子／主婦の友社／2018

生活習慣改善サロンを主宰する著者が不調知らず、美肌、美髪、美ボディになる入浴法をまとめた1冊。女性の悩みを解決。

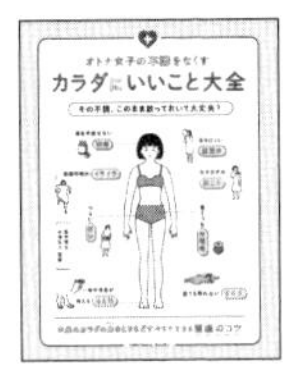

『オトナ女子の不調をなくす カラダにいいこと大全』

小池弘人（監）／サンクチュアリ出版／2015

ちょっとした不調を抱えながらがんばる女性の体を整えるコツが106個。毎日の生活がラクになるコツを、できることから。

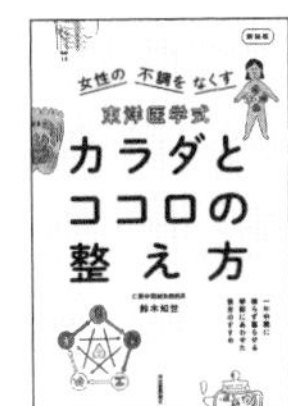

『東洋医学式　カラダとココロの整え方』

鈴木知世／河出書房新社／2016

季節感を取り戻すことで体と心が整う。小さな不調に悩む女性に向けた、春夏秋冬の養生法とセルフお灸のコツが1冊に。

※書影は（2022年刊の）新装版

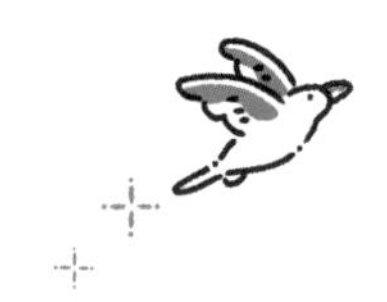

Chapter4-4

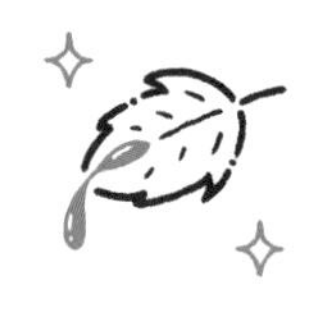

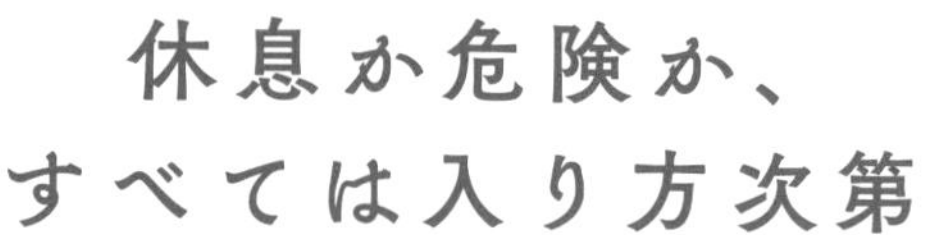

休息か危険か、すべては入り方次第

本当の意味で疲労を回復させるのは睡眠しかありませんが、入浴も、1日の疲れを癒すリラックスタイムですよね。

ただ、入り方によってはかえって疲労を生んでしまうことも。まずはリフレッシュにつながる入浴法を紹介します。

温泉療法専門医の早坂信哉先生が医学的に正しい入浴法をまとめたのが『**最高の入浴法**』。そのなかで、入浴の健康効果として代表的な3つのメリットが紹介されています。

一つ目は「温熱作用」。体が温まって血行がよくなれば、細胞全体に血液が行きわたり、**新陳代謝が活発になることでリフレッシュする**、と早坂信哉先生はいいます。

2つめは「静水圧作用」。水圧によって全身がマッサージされたような状態になり、血流に影響を与えます。水圧のしめつけ効果を働かせることで、**重力によって足のほうにたまりがちな血液の流れを心臓に戻すことができます。**

3つ目は「浮力作用」。水中にいる間は重力から解放されます。そのため、**入浴中は関節や筋肉への緊張がゆるみ、リラックスできる**のです。

次に、早坂信哉先生が「疲れがとれる入浴法」として推奨する、基本的な入り方のポイントを紹介します。

・温度は40℃

人によっては「少しぬるいかな」と感じる温度設定。

- **全身浴で肩まで浸かる**

  ただし、いきなり浴槽に浸からず、まずかけ湯でお湯に体を慣らす。息苦しく感じる人は無理せず半身浴に。

- **浸かる時間は10分から15分**

  顔や額が汗ばんでくるくらいが目安。汗を流しながら我慢してお湯に浸かり続けると、入浴熱中症（のぼせ）になるので、お風呂の我慢大会は控える。

この入浴法は、『読む　お風呂の魔法』の著者で生活習慣改善サロンを主宰する小林麻利子さんが推奨する基本の入り方とも共通しています。ちなみに、小林さんのサロンでは、「疲れやすい」「なかなかやせない」といった不調を訴えて来られる女性たちにまず渡すのが、お風呂のお湯の温度を測る水温計。**毎日40℃の湯船に浸かってください**、とアドバイスするそうです。

基本的な入浴法については、私もだいたい同じ考えです。まず、お湯の温度は「39～40℃」といつも伝えています。熱い湯に肩まで浸かると、体温、血圧、心拍が大きく変動し、その調節に自律神経がかえって疲れます。

また、**疲労を生まないためには「汗ばんできたら出る」ことも大切**です。額から汗が流れてきたら、体温が上がりすぎているサイン。体温の上がり方は人によって違うため、「汗がにじむ感覚」を大切にしてください。そして、**換気をして浴室内を涼しくしておくこと**も大切です。脳は涼しい環境を好みます。湿度が高く熱気のこもった浴室では、脳はかえって疲れてしまい、その後の睡眠を妨げます。

そういう意味では、露天風呂は、頭は涼しく体は温まるのでちょうどいい環境なのです。

入浴に汗や快感を求めてはいけない

休むほどではないけれど調子が悪いという、ちょっとした不調を抱える“オトナ女子”のために今すぐできる健康のコツをまとめた**『カラダにいいこと大全』**では、まず習慣にしたい「健康のコツ ベスト10」の一つに半身浴を挙げています。具体的には、38〜40℃のぬるめの湯で、15分間の半身浴を、とのこと。

> 全身浴より、ぬるめの湯での半身浴がよい理由は、心臓に負担をかけずに長湯ができるから。また熱い湯だと交感神経が優位になり、リラックス効果も半減してしまいます。38～40度の湯に長くつかることで温まった血液が全身を巡り、カラダの芯から末端まで温めてくれるのです。

『オトナ女子の不調をなくす　カラダにいいこと大全』より

私も、体温を上げすぎず、頭を涼しく保つという意味で、**肩まで浸かるより、みぞおちのあたりまで入る半身浴**をおすすめしています。

『東洋医学式　カラダとココロの整え方』で冬の養生法として紹介されているのが、足湯です。

冬は筋肉が硬くなり、血流も滞りやすい季節。**足湯は入浴よりも長い時間入っていられるので、足元からゆっくりと気血を循環させることができる**、と著者で鍼灸院院長の鈴木知世さんはいいます。

ただし、それでも足湯の時間は**「10分程度を目安に」**とのこと。

半身浴や足湯にしても、「汗が出てきたら出る」が基本です。本によっては入浴で汗をかくことを推奨しているものもありますが、汗が出るということは、体温調節で自律神経ががんばって働いているということ。**疲労回復とは逆になってしまいます。**

コロナ禍のステイホームのときのように、家に閉じこもってまったく汗をかく機会がないというような特殊な状況は別にして、普通に過ごしていれば適度に汗をかいていますから、わざわざ入浴で汗をかく必要はありません。

最近ではサウナも人気ですよね。汗をかくことでスッキリするとか、サウナと水風呂に交互に入ることで深いリフレッシュ感が得られて“ととのう”などと、よくいわれます。

これは、「快適性」を「快感」と間違ってしまっているのでしょう。前頭葉が大きくなった人間は、欲のかたまりのようなもので、刺激や報酬をつい求めてしまいやすい。それで、自分を追い込み、快楽物質を出すことに夢中になってしまうのです。

サウナで“ととのう”感覚を追い求めてしまうのも、そのせいで、残念ながら脳と体の回復にはなりません。

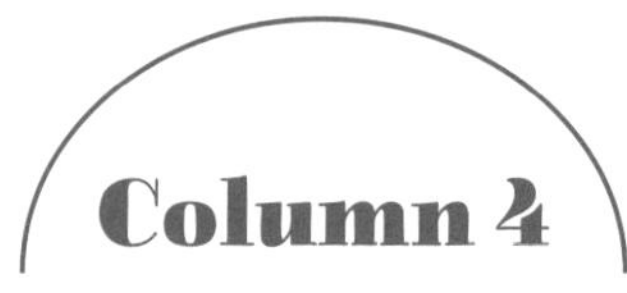

動きすぎも動かなすぎもダメ
運動を回復につなげるには？

体の疲れは脳の疲れ。そのため、デスクワークで疲れきった後にジムで汗を流せば、リフレッシュどころか、脳にはダブルの疲れがのしかかります。でも、動かない生活もまたよくありません。テレワークなどで自宅にこもっていると、1日の歩数が200歩程度ということも。それでは眠気が高まらず、睡眠も乱れてきます。

適度に体を動かしたほうが疲労はたまりません。そのときに大事なのは、サウナと同じで、快楽ではなく、快適さ、「適度な刺激」にとどめること。目安は、週150分の軽い運動。会話しながらできる程度の、ほどほどの運動こそが健康長寿の秘訣です。

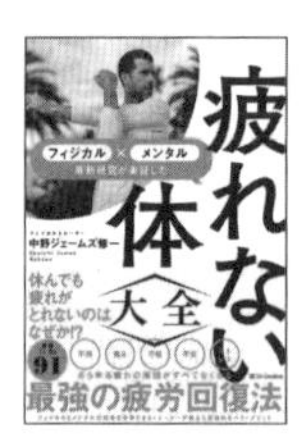

『疲れない体大全』

中野ジェームズ修一／SBクリエイティブ／2021

疲れやすさは年齢よりも、体力低下。フィジカルトレーナーの著者が、疲れない体をつくるトレーニング、心と体の疲れをリセットするコツを伝授。

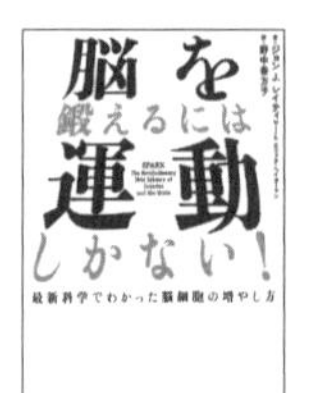

『脳を鍛えるには運動しかない！』

ジョンJ.レイティ、エリック・ヘイガーマン（著）、野中香方子（訳）／NHK出版／2009

授業がはじまる前に「0時限体育」を取り入れたら成績が上がった。そんな話からはじまり、読み終えると思わず運動をしたくなる1冊。

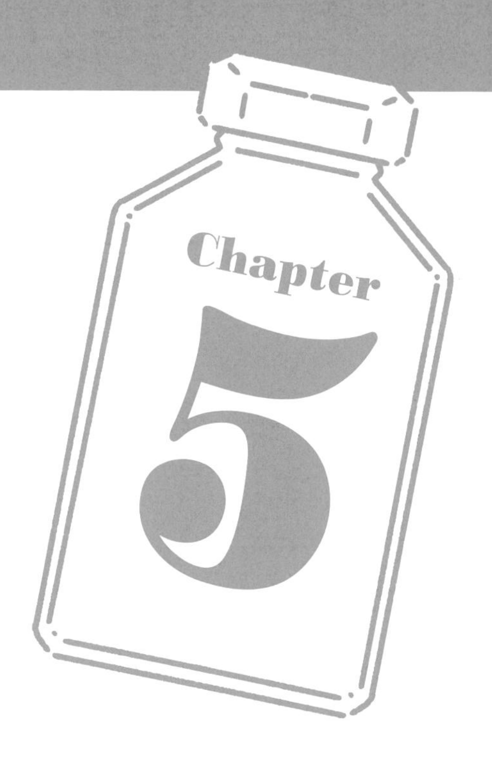

やせたい人ほど陥りやすい「運動・ダイエット」の勘違い

ダイエットを決意したら、食事を減らす。
運動前には準備運動のストレッチを。
その最初の一歩が、もう間違いかも？

回復の真実！

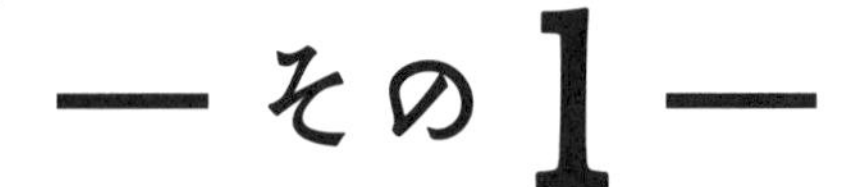

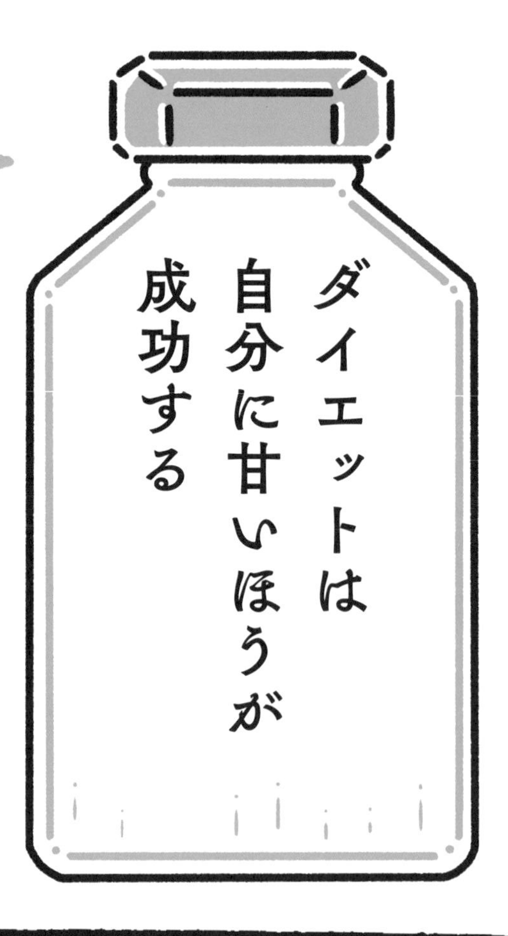

Chapter 5-1

紹介する4冊

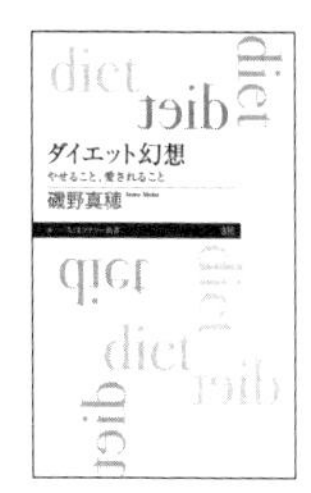

『ダイエット幻想』

磯野真穂/ちくまプリマー新書/2019

やせたいのか、そう思わされているのか。著者の問いかけにハッとする。他者の評価で満たされないために、私たちはどう生きるのか。

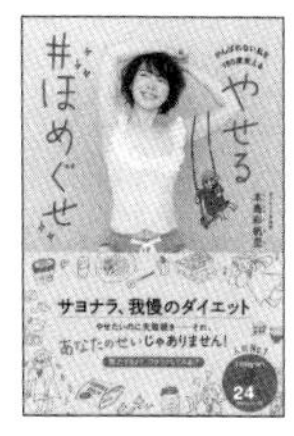

『がんばれない私を180度変える!やせる #ほめぐせ』

本島彩帆里/ワニブックス/2017

ダイエットをがんばるほど、できない自分が嫌に。ほめぐせをつければ、ダイエットも続き、人生も変わると、包み込んでくれる本。

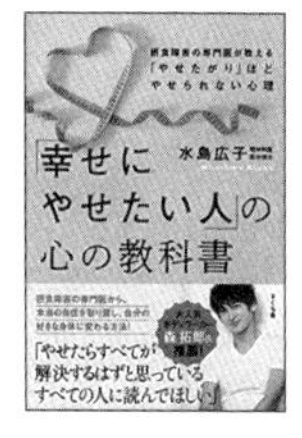

『「幸せにやせたい人」の心の教科書』

水島広子/さくら舎/2019

心の傷を体型の問題にすり替える「やせたがり」から解放されること。やせたい心に隠れた依存やプチトラウマから解きほぐす本。

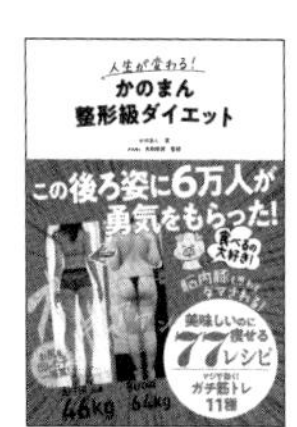

『人生が変わる!かのまん整形級ダイエット』

かのまん(著)、大和田潔・京角省吾(監)/永岡書店/2021

ビフォーアフター画像がSNSで話題に。「高タンパク低脂質中糖質」を基本にメリハリボディのつくり方を明るく教えてくれる。

Chapter 5-1

「ダイエット＝善」とは限らない

ダイエット本はつねに人気です。やせたい、でもうまくいかない……という人がそれだけ多いのでしょう。

まずは「なぜやせたいのか」から考えてほしいと思います。

そもそも必ずしもやせることが善、やせれば健康長寿になるわけではありません。太っている人がやせて、内臓脂肪が落ち、適正な体型に戻ることの健康メリットは大きい。一方で、日本人の特に女性の方が「きれい」とする体型は、医学的に見るとやせすぎていることが多いのです。

BMI（体重kg÷身長m÷身長m）でいうと、少なくとも中高年者以降は23～24がもっとも健康長寿ですが、女性からするとそれでは太っているイメージではないでしょうか。

でも、**やせて筋肉が落ちると、冷え性にもなれば、基礎代謝も下がります。疲れを取る、健康長寿を目指すという観点では、やせることが必ずしも正解ではありません。**

こうしたやせることの健康被害に触れ、なぜ人びとが「やせたい」にふり回されてしまうのかを考察しているのが、人類学者の磯野真穂さんの『ダイエット幻想』です。

骨粗鬆症、妊娠時の胎児への悪影響、不妊症のリスク増大の可能性はすでに指摘されており、そればかりでなく濃い体毛、ウエストとお尻のない寸胴のような幼児体型、内臓を支える組織が弱くなり下腹部がぽっこりでてしまうという見た目への悪影響も考えられます。
　しかしこのような身体への悪影響を知ってもなお、「やせたい」という気持ちを捨てることは難しいと思います。

『ダイエット幻想』はじめにより

　磯野真穂さんによると、2017年の20歳女性の平均身長は155センチ、体重は50キロでBMIに換算すると20.8。これは、第二次世界大戦から2年後の1947年の20歳女性の平均よりもやせています。当時は都市部の平均で151センチ、51キロ、BMIは22.6だったそうです。

　どこからが肥満でどこからがやせすぎなのかは、筋肉量も関係してくるので、BMIだけで線引きをすることはできず、単純に比べられませんが、**肥満よりも栄養失調が問題視されていた時代よりも今の若い女性のほうがやせている**のです。

　にもかかわらず、なぜ自分が太っていると感じてしまうのか、「やせたい」にふり回されるのかという社会背景の考察は本を読んでいただくとして、磯野真穂さんが挙げている、慎重になったほうがいいダイエット3つを紹介します。

　それは、**①タブーをつくるダイエット、②大胆な変身の物語を持つダイエット、③カリスマのいるダイエット。**

　まず、糖質制限のように「○○さえ控えればいい」「○○さえ食べなければ健康になれる」というダイエットは、かえってタブーとされるものに注目してしまい、タブーを破りたくなってしまう。その意味で、「糖質制限ダイエットは糖質中心ダイエットである」と、磯野真穂さんはいいます。

また、変身願望があるからこそ「やせたい」と思うのであり、変身の物語は人びとを惹き付けます。でも、ある一つの栄養素をとる、とらないといったことだけで人生が劇的に変わることがあるのか考えてほしいと注意をうながします。

そして3つ目については、いい食べ物と悪い食べ物の境界を引いているのは人間で、現実にはどちらともつかない曖昧な食べ物がたくさんある。そのなかで、カリスマの判断を仰がなければ、にっちもさっちもいかないようなダイエットは長く続けることは難しい、とのこと。

この本は、なぜ自分はやせたいと思うのか、ちょっと立ち止まって考える、いい機会になると思います。

我慢と努力ではやせられない

ここからは、ダイエットのやり方だけではなく心構えのヒントになる本を紹介します。

『やせる #ほめぐせ』の著者でダイエット美容家の本島彩帆里さんは、自分自身が何度もダイエットに挑戦しては失敗して自己嫌悪に陥り、自信をなくした過去の経験から、自分に厳しいダイエットは失敗する、といいます。

> うまくいかないと、その焦りから、ますます「やせなきゃ！」というプレッシャーをかけ、結局破滅して終わる。「いつかの理想の私」を追い求めていたはずが、現実は、「最低な私」を育んでいました。

『がんばれない私を180度変える！　やせる #ほめぐせ』より

では、どうすれば理想の自分に近づけるのか。**本島彩帆里さんが発見した方法が、ほめぐせをつける「自分ファースト」のダイエットです。**

できていることを見つけて、「私ってできてるじゃん！」と認めていく。このときに、0か100ではなく、小さなことでもいいからできていることを見つけて認めていくことが大切、と本島彩帆里さんはいいます。

例えば、甘いカフェラテが大好きでやめられないとします。確かに甘い飲み物は血糖値スパイクを招きやすく、ダイエットにも健康にもいい習慣とはいえません。

ただ、大好きなものをいきなりやめるのはしんどい。だから、まずは砂糖の量や飲む頻度を減らす、砂糖をステビアなどの低GIの甘味料に変えるなど、少しずつ変えればいい、と励まします。

そうやって、**小さなことでもできること、できていることを見つけて、自分で認めるということを続けるうちに、できていることが習慣になっていく。**それが、本島彩帆里さんのいう「ほめぐせをつける」ということです。

比べない、
すぐに結果を求めない

やせることにとらわれ、摂食障害になった患者さんを多数診てきた精神科医の水島広子先生は、『「幸せにやせたい人」の心の教科書』で、ダイエットは依存的になりやすく、**「やせさえすればうまくいく」という考えに陥りやすい**、その考え方は視野を極端に狭くする、と指摘します。

> 目の前にいろいろな問題があっても、「やせさえすれば」と思うと、視線は現在から「幻想の未来」へと移ってしまい、結果として現状に向き合えなくなります。困ったことがあっても向き合って解決するのではなく、とりあえずアルコールを飲んでしまうのと同じように、「やせさえすれば」とダイエットに向かってしまうのです。

『「幸せにやせたい人」の心の教科書』より

自分に自信をつけたいと思ってダイエットをはじめる人も多いでしょう。でも、自信をつけるために必要なのは「今における体験」であり、「今における人とのやりとり」だ、と水島広子先生。その「今」に向き合うことなく、「やせさえすれば」と今から目をそらしていれば、自信がつく日は永遠にやってこない。だから、「やせさえすれば自信がつく」と思い込んではまり込んだダイエット依存症は、自信をつける機会を奪う構造を持つのだ、といいます。

水島先生が「唯一のダイエット成功パターン」と考えるのが、**「やせさえすれば」というやせたがり願望から解放されること。**その際、数字にとらわれず自分の体と向き合うこと、そして、「すぐに」「はっきりと」した結果を求めないことを成功のコツに挙げます。

そもそも人間の体には「恒常性（ホメオスタシス）」といって、何らかの変化に対してできるだけ安定を保とうとする働きが備わっているので、そんなに早く目に見える結果は出ないもの。そのため、「すぐに」「はっきりと」を求めると、現実とのズレが広がり、ストレスにつながる、と。

結果を急いではいけないということは『かのまん整形級ダイエット』でも語られています。

> ボディメイクは長距離走であり、登山とも似ている。
> あなたとあの子の歩くコースは全く違う。
> だから比べちゃダメだし、あなたにはあなたのペースがある。

『人生が変わる！　かのまん整形級ダイエット』はじめにより

短期間で結果を出そうとすれば失敗し、「あの人みたいに細く、華奢になりたい」「他人と比べて自分は劣っている」と思ってしまうと、過激な食事制限に走って体を壊したり、リバウンドを繰り返したりしてしまう。**そもそも目指してほしいダイエットの目的は、体重を減らすことだけではなく、人生を変えて幸せになることだ**、と語りかけます。

体型は遺伝の影響も大きいので、人それぞれに最適な体型があります。だからこそ、人と比べるものではありません。ただ、肥満は健康を脅かすリスク要因になるので、解消したほうがいい。一般的に「ダイエット＝やせること」と考えられていますが、健康的な体をつくる体重調節法がダイエットだと、とらえ直してほしいと思います。

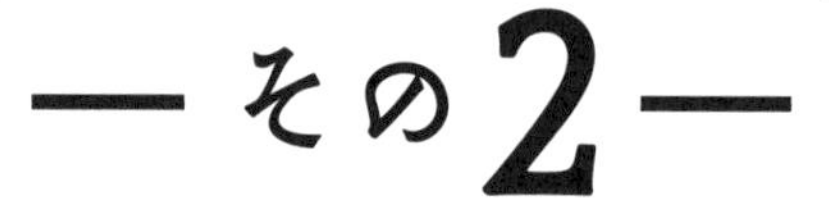

―その2―

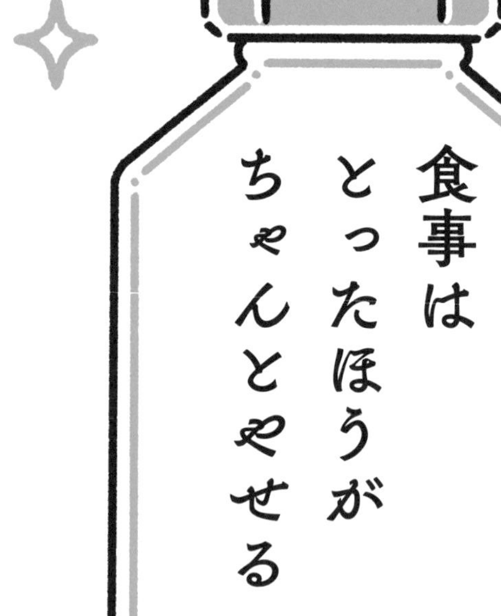

食事は とったほうが ちゃんとやせる

Chapter 5-2

紹介する4冊

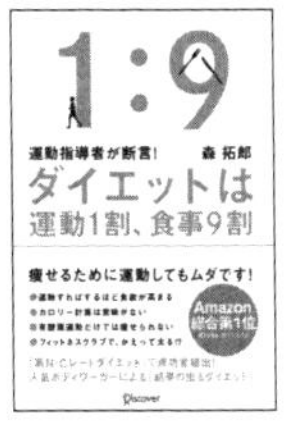

『運動指導者が断言！ダイエットは運動1割、食事9割』

森拓郎／ディスカヴァー・トゥエンティワン／2014

運動・ダイエット指導をしてきた著者が得た結論は「運動だけではやせない」。正しく食べて太らない体をつくることが大切と説く。

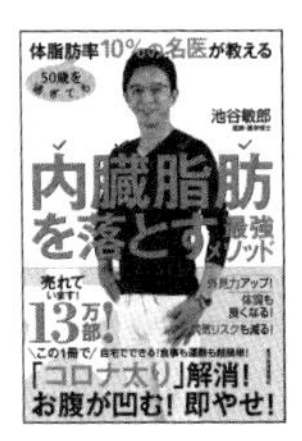

『内臓脂肪を落とす最強メソッド』

池谷敏郎／東洋経済新報社／2019

健康を損ねる元凶となる内臓脂肪。無理なく続けられる食・エクササイズ・生活習慣で「お腹ぽっこり」を解消するコツを伝授。

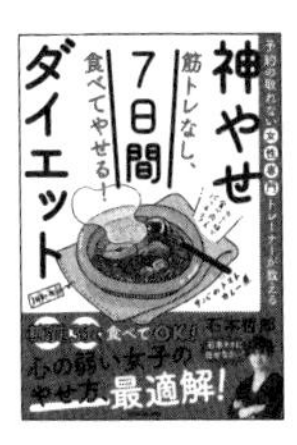

『筋トレなし、食べてやせる！神やせ7日間ダイエット』

石本哲郎／KADOKAWA／2021

何をどのように食べたらいいのかひと目でわかる1週間のメニューを紹介。難易度別にAとBの2プランから選ぶことができる。

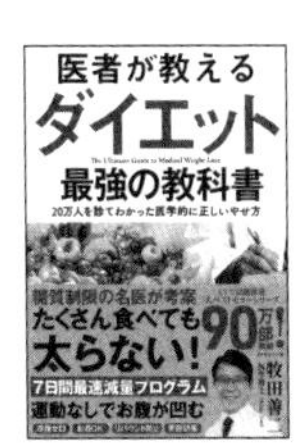

『医者が教えるダイエット最強の教科書』

牧田善二／ダイヤモンド社／2021

やせたいのに太るのは、脳が糖質をとらせるから。自分の摂取糖質量を知り、糖質中毒から脱することが牧田式ダイエットの鍵。

Chapter 5-2

冷たい水を飲むだけでやせる？

1日2リットルの冷たい水を飲むだけで66キロカロリーを消費できる。知っていましたか？　冷蔵庫の温度と同じ4℃の水を飲めば、お腹のなかで体温と同程度にまで温まります。人間がポットになってせっせと温めているわけです。そのときにエネルギーが使われるということ。

ここでちょっと待ってください。「だから、温かい水よりも冷たい水を飲んだほうがお得ですよ」とはいえません。確かに、水を飲むだけでエネルギーを消費できるのはお得です。でも、冷たい水は交感神経を刺激しますから、健康にいいとはいえません。**目先のメリットだけではなく、トータルで考えると、導き出される答えはちょっと変わってくるのです。**

ダイエットのメソッドについても、そういう視点で見極める必要があります。

「ダイエットしよう！」と思い立ったとき、まず考えるのは食事を減らすことでしょうか。食べる量を減らせばやせる。それは事実です。

でも、現実はというと、その考え方では失敗する、と『ダイエットは運動1割、食事9割』の著者で、フィットネストレーナーとして多くの人にダイエット指導をしてきた森拓郎さんはいいます。タイトルのとおり「あなたがもし太っているなら、その原因は、食生活であることがほとんど」と指摘しつつも、ただ食べる量を減らしてもうまくいかない、と。なぜでしょうか。

食べる量を減らせばお腹が空くので、間食に手が伸びます。また、ダイエット中の人の食生活でありがちなのが、「朝はドーナツ一つだけ」「ご飯を食べると太るから軽いパンを食べている」など、食べる量自体は減らしていても、太りやすい食べ物を食べているパターンなのだそう。それでは結局やせるのは難しい。**1日3食しっかりバランスのよい食事をとったほうが腹持ちがよく、消化吸収もよくて内臓にも負担をかけないのでラクにやせられる**というのが森拓郎さんの答えです。

なおかつ、食事を減らしていったんは体重が減ったとして、「その生活を一生続けられますか?」と問いかけます。太る傾向のある人、リバウンドしやすい人は「ダイエットに成功したら、また前のように好きなだけ食べられる」と勘違いしている、と。**1年かけてつくった体は1年以上キープして初めて「成功」といえる**のであって、続かないダイエット法はムダと言い切ります。

腹筋では
お腹周りの脂肪は落ちない

循環器内科医の池谷敏郎先生も『内臓脂肪を落とす最強メソッド』で、食事を抜くダイエットでは内臓脂肪は減らない、むしろ増える恐れもあると指摘しています。

極端に食事を減らすと、脂肪と一緒に筋肉も落ちてしまいます。
　すると食事制限をやめたときに、筋肉の減ってしまったところに脂肪がつきます。

『内臓脂肪を落とす最強メソッド』より

　内臓脂肪はお腹周りにつく脂肪で、内臓脂肪が増えると高血糖、糖尿病、高血圧などの生活習慣病を引き起こしやすくなるのです。
　さらに、筋肉がなくて脂肪ばかりがついた状態は「サルコペニア肥満」と呼ばれ、そのリスクについても警鐘を鳴らします。通常の肥満よりも生活習慣病になる可能性が高く、なおかつ、筋肉が減ることで運動機能が低下し、将来的に寝たきりや要介護になるリスクも高まってしまう、と。
　こう聞くと、「高齢者の話？」と思うかもしれませんが、池谷敏郎先生は、無理なダイエットを行った結果、肥満体には見えなくてもぷよぷよの体を持った「サルコペニア肥満」になるケースが増えている、と語ります。
　つまり、**脂肪を落とすにしても、筋肉は残したままでなければ「やせたけど健康ではない」状態になってしまう**のです。こうしたパターンは男性でも多々あります。
　では、「腹筋をすればいいの？」と思うかもしれません。これもほぼ間違い、と池谷敏郎先生。ひざを固定して頭の後ろで腕を組み上半身を起こす、いわゆる**腹筋運動は、内臓脂肪を落とす効果はほとんど期待できず、主に太ももが鍛えられるだけで腹筋もつきにくい**、とのこと。
　とはいえ、運動の効果を否定しているわけではありません。内臓脂肪を落とす方法としては食事が９割だけれど、健康的でメリハリのある体をつくる**最後の仕上げとして運動も取り入れたほうがいい**というのが池谷敏郎先生の考えです。

運動の反動で食欲が増すことも

ダイエットは食事が9割という点は、森拓郎さんも池谷敏郎先生も共通です。30分ランニングをしても、消費するエネルギーは200キロカロリーほど。つまりは、おにぎり1個分程度です。食べたぶんを運動で帳消しにすることはまず不可能ですから、運動でやせるという作戦はほぼ無理です。

実は、水泳は逆効果で、むしろ食事量が増えることが多いという研究結果もあります。水泳は全身運動で、しかも冷たい水に浸かるので、それだけでもかなりのエネルギーを消費します。冷たい水を飲むと、温めるためにエネルギーを使うのと同じですね。だからこそ、**水泳はやせるはずですが、現実は、急激にエネルギーを消耗するからこそ、その反動で食欲が増して食べてしまう。**それが人間なのです。

そこで、食事にフォーカスしたダイエットを提唱しているのが、女性専門パーソナルトレーナーの石本哲郎さんの『筋トレなし、食べてやせる！ 神やせ7日間ダイエット』。

食事、筋トレ、有酸素運動の3つをセットで行えば、もっとも効率よくダイエットができると前置きしたうえで、ただ、筋トレや有酸素運動などのトレーニングを指導してもあまり体が変わらない女性もいる、とこう語ります。

そもそも筋トレは、筋肉に強烈な刺激を与えることで体が変わっていくもの。しかし、それにともなった食事管理ができていないと、筋トレをがんばっても、望んでいたようなボディメイクができないどころか、体調を崩して、むしろマイナスになる方も少なくありません。

『筋トレなし、食べてやせる！　神やせ７日間ダイエット』より

この本で提案しているのは、1日3食の2パターンの固定メニュー。**ストレスなく続けられるように1日3食しっかり食べることが大前提で、そのほうがリバウンドしにくい**と石本哲郎さんはいいます。

3食の具体的な中身まではここでは紹介できませんが、鍵を握るのが、タンパク質・糖質・脂質の三大栄養素のとり方です。まずタンパク質は筋肉を落ちにくくするために欠かせません。ただ、多すぎると腸内環境が悪くなるので、1食20～30ｇを目安にしているとのこと。

糖質はとりすぎると脂肪としてたくわえられる一方で、エネルギー源の糖質が補給されなければ、体を動かすパワーがなくなり、代謝が落ちてしまう。「糖質摂取のコツは、いつとるかのタイミング」と、朝食と昼食では糖質をしっかりとり、夕食ではカットするプランになっています。

最後の脂質は「質がすべて」と石本さん。ムダな脂質は除いてDHA・EPAなどの良質な脂質をとることが大切といいます。

本能に反しているから続かない

『医者が教えるダイエット　最強の教科書』の著者、医師の牧田善二先生が正しいダイエットの一歩目として挙げるのは「１日に摂取している糖質量を知る」こと。実際、現代社会では糖質過多になりやすいもの。その理由を、「脳が糖質中毒に冒されているから」と次のように説明します。

私たちはエネルギー源として糖質を使っているので、生まれながらにして「糖質を摂取するように」プログラミングされている。だから糖質をとらないでいると血糖値が下がってイライラし、猛烈に糖質を食べたくなる。そして食べれば脳の「報酬系」が働き、ドーパミンが出て幸せを感じる。そうやって人類は命をつないできたものの、現代社会は、いくらでも糖質をとれる状態にあり、しかもほかの食品に比べて安い。結果、糖質中毒に陥りやすい条件がそろってしまっている。

この糖質中毒から脱してリバウンドしない体を手に入れるにはどうしたらいいのか。そのコツがまとめられています。

そもそも食べることは人間の本能。一方で、食べる量を減らすことは本能に入っていないので、ダイエットはなかなか続かないのです。「やせたい」という願望は今でこそ多くの人が共通して抱いている思いですが、ここ数十年の間に後天的に考えるようになった、人間の本能に反したこと。だからこそ「続けにくいんだ」と理解したうえで、自分にできそうなこと、続けられそうなことからやってみましょう。

回復の真実！

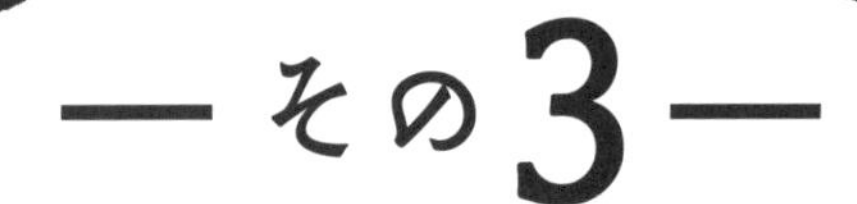

―その3―

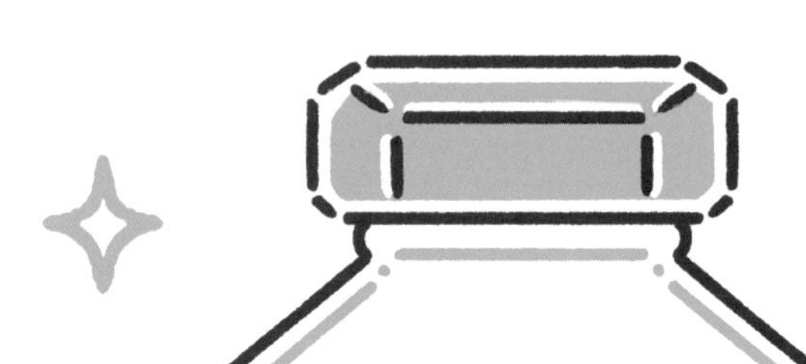

運動前のストレッチはやり方に注意

Chapter 5-3

紹介する4冊

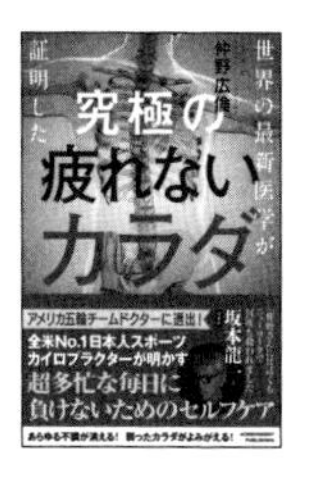

**『世界の最新医学が証明した
究極の疲れないカラダ』**

仲野広倫／アチーブメント出版／2017

トレーニングは目的をもって行うべきで、きつければ効くわけではない。思い込みを正し、理に適ったセルフケアを教えてくれる。

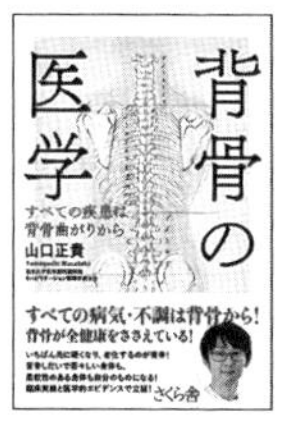

**『背骨の医学
すべての疾患は背骨曲がりから』**

山口正貴／さくら舎／2021

老化に負けず若々しくいたいなら背骨を守ること。背骨が曲がる本当の理由と背骨を守る方法を、エビデンスをもとに解説。

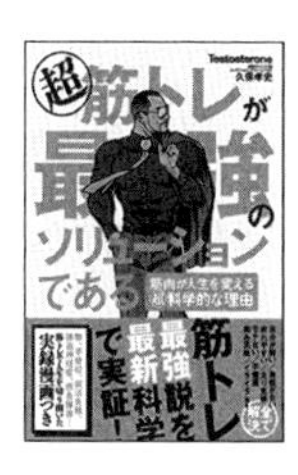

**『超　筋トレが最強の
ソリューションである』**

Testosterone・久保孝史（著）、福島モン太（マンガ）／文響社／2018

筋トレで人生は好転することを、心に響く台詞と科学的な裏づけで熱く伝えてくれる本。筋トレで人生を切り開いた実録漫画も。

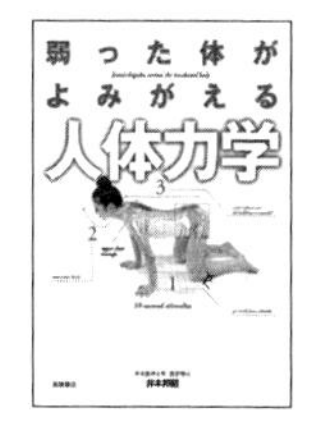

『弱った体がよみがえる　人体力学』

井本邦昭／高橋書店／2011

延べ数十万人の体を診てきた著者が考案した「人体力学」をもとに体を読み解き、不調の根本にアプローチする術を学べる本。

Chapter 5-3

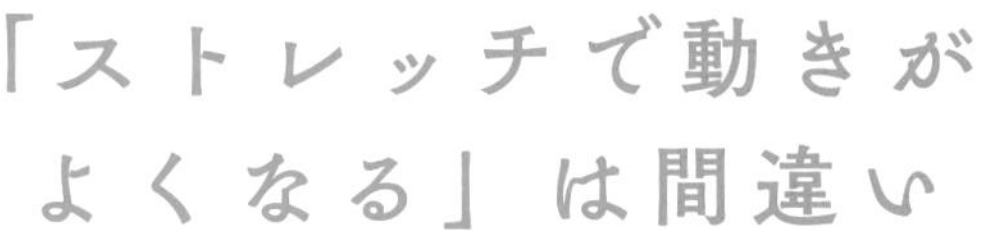

「ストレッチで動きがよくなる」は間違い

医師から「もう少し体重を落としたほうがいいですね」「運動してくださいね」などといわれて、いきなりランニングをはじめる人がいますが、これ、結構危険です。**運動習慣のない人がいきなり強度の高い運動をするのは、健康にいいどころか、自殺行為なのです。**

太っている人ほど、いきなりの運動は危険なので、まずは適正体重まで落として心臓への負荷がかからない状態にするのが先決。運動をするのはその後です。ちなみに、サウナも太っている方ほど心臓に負担がかかるので、お気をつけください。

こうした、運動にまつわる間違った「あるある」を正してくれるのが、『究極の疲れないカラダ』。著者の仲野広倫さんはマンハッタンで開業されているスポーツカイロプラクターです。

例えば、腰や背中を痛めて医師から「筋肉をつけなさい」と指導されたら、あなたならまず何をしますか？

スポーツジムに行ってマシントレーニングをしよう、と考えるかもしれません。でも仲野広倫さんは、マシンは筋肉を部分的にトレーニングするもので、将来の健康のために全身の機能性を高めたいのであれば極めて不向きと指摘します。

なおかつ、運動習慣のない人がいきなり強度の高い運動をしてはいけないのと同じで、医師から指摘されるほど機能運動性（体を動かしたいように動かせる能力のこと）の落ちている人がバーベルを持てば、機能障害の上にまた別の機能障害を上乗せするようなものだ、と。

歩いたり走ったりといった日常生活に必要な安定性、柔軟性、バランスを高めるには、スクワットのように歩く動作に近いトレーニングのほうが効果的といいます。

また、運動前にはストレッチをしますか？　屈伸する、アキレス腱を伸ばすといった、伸ばす動作です。いきなり動くとケガをしやすいから、入念にストレッチをしなければいけないと思っている方は多いですよね。

ところが、ストレッチでは運動中のケガは予防できない、と仲野広倫さんはいいます。「しっかり30分かけてストレッチした人よりも、その場でいきなりジャンプした人のほうがより高く跳べる」「しっかりストレッチをすれば動きがよくなる」も間違いだ、といいます。

> 残念ながらパフォーマンスは上がるどころか下がります。長い時間、念入りにストレッチするほど、その傾向は強くなります。
>
> とくに床に座っての前屈やヨガのポーズのような静的ストレッチ（スタティック・ストレッチ）はパフォーマンスに負の効果をもたらすはっきりとした結果が出ており、わたしは患者さんにスポーツ前の静的ストレッチを禁止しています。

『世界の最新医学が証明した　究極の疲れないカラダ』より

運動前のストレッチがかえってケガのリスクを高めるとの

論文は確かにあり、**特にアキレス腱などの腱を伸ばすストレッチを運動前に入念に行うのはかえってリスクをともなう**という考えが最近では主流になってきています。

仲野広倫さんによると、運動前のウォームアップとして必要なのは、軽く歩く、走る、軽いウエイトを上げる、関節をブラブラ動かすといった、それぞれの競技に適した軽い運動、とのこと。この**「それぞれの競技に適した」が重要**で、ダンスをする前とウェイトトレーニングをする前に必要なウォームアップは違う、といいます。

トレーニングにはすべて目的があるべきで、体は使ったとおりにしか進化しない、なんとなくの運動が、いちばんムダが多い。この本で一貫して語られていることです。

ストレッチをする
2つの条件

運動前のストレッチ問題については、理学療法士の山口正貴さんの『背骨の医学』にもくわしく書かれています。大学病院に勤めながら背骨の研究を行っている著者が、さまざまな医学論文と、日々接している患者さんから学んだことをもとに、背骨の守り方についてていねいに書いた本です。

山口正貴さんも、運動前のストレッチは運動のパフォーマンスを低下させるほか、筋トレの効果を低下させるとのエビデンスもあると指摘します。ストレッチによって筋肉がやわらかくなりリラックスしてしまって、総負荷量が減少したり俊敏な動きができなくなったりすることがその原因、と。

ただ、さらに続きがあり、**①運動前のウォーミングアップ（動的ストレッチやバイクやランなど）の一部として静的ストレッチを行う、②各ストレッチの総時間を60秒以内にする——という2つの条件をみたせば、その後の筋力とパワーに些細な悪影響しか与えないことがわかってきた**、とのこと。これは、2019年に発表された論文です。

つまり、0.01秒を争うような世界にいるアスリート以外は、この2つの条件を守りさえすれば些細な問題でしかない、と。そこで、山口正貴さんは次のように提案しています。

> 多くの人にとっては、「運動前にウォーミングアップの一部として60秒以内の静的ストレッチをしましょう」が筋力低下のデメリットよりも、柔軟性向上やケガの予防というメリットのほうが大きいため、現在の常識となります。

『背骨の医学　すべての疾患は背骨曲がりから』より

山口正貴さんのいうウォーミングアップとは、会話が続けられる程度の軽い負荷で、汗をかくくらいの有酸素運動のこと。軽いジョギングや早歩きなどの有酸素運動を行うことで体温を上げることがポイントです。なぜなら**体が温まることで筋肉のパフォーマンスも柔軟性も向上するから。**

また、筋トレは筋肉を大きくするもので、有酸素運動は脂肪燃焼によさそう、というイメージがありませんか？

山口正貴さんは筋トレも有酸素運動も本質的には同じ運動

と語ります。ストレッチは筋肉を伸ばす運動で、筋トレと有酸素運動はどちらも筋肉を縮める運動で同じ。負荷が違うだけで、両方とも筋肉は太くなり脂肪燃焼効果もある、と。

ただ、負荷が違うということは運動を行える時間が違うということ。負荷の軽い有酸素運動は長く続けられるので、脂肪燃焼の速度が上がる「20分以上の運動」に向いています。

筋トレで体は硬くなる？

最近、運動によって筋肉から分泌されるホルモン「マイオカイン」が注目されています。マイオカインは、**さまざまな病気の原因となる慢性炎症を抑える、筋肉をつくる、脂肪の分解をうながす、糖の代謝を改善するなど、全身にプラスの働きをすることがわかってきています。**このマイオカインを分泌するのは筋肉を縮める運動なので、筋トレでも有酸素運動でもよく、どちらでも効果はほぼ同じ、と山口正貴さん。

ただ、マイオカインによる抗炎症効果を狙うなら、筋トレのみ、有酸素運動のみよりも「筋トレ＋有酸素運動」が効果的だそうです。

筋肉を動かすことで分泌されるのは、筋肉からのマイオカインだけではありません。セロトニンやドーパミン、骨や筋肉の強度の維持や内臓脂肪の減少、脳の活性など多岐にかかわるテストステロンなども分泌されます。

だから筋トレはメンタルヘルスも向上する、と筋トレの幅広いメリットについて熱く語られているのが、Twitter で人気の Testosterone さんと、スポーツ科学を研究する久保孝史さんの共著『超　筋トレが最強のソリューションである』です。

このなかで筋トレに関するありがちな誤解を解いてくれています。例えば、筋トレをすると体が硬くなる。なんとなくそんな印象を持っている人は多いかもしれませんが、「完全に思い込みにすぎず、むしろ可動域は広がっていく」と、久保さんはこんな研究結果を紹介しています。

> Morton ら（2011）の研究によると、ある一定期間以上（5 週間以上）筋トレを続けた場合、筋トレにはストレッチと同等かそれ以上の柔軟性獲得（膝関節、股関節、肩関節）の効果があることがわかっています。

『超　筋トレが最強のソリューションである』より

筋トレもストレッチもやりすぎなければ、もちろんよい習慣です。繰り返し伝えてきたように、筋肉をつけることは大切ですし、ストレッチをすれば血流がよくなります。**血流を安定させることは自律神経にとって大事な任務なので、血流をよくすることは自律神経の宿題を軽くし、脳の疲れを軽減することにもつながります。**

井本整体を主宰する井本邦昭さんの『弱った体がよみがえる　人体力学』では、長時間労働やストレスといったさまざまな負荷によって体の一部が硬く縮んでいくことで、血液やリンパの流れを滞らせていると指摘し、弱った体をよみがえらせる体の動かし方が紹介されています。

動かずにいると血流が滞り、疲れのもとになる。こうした本をモチベーションに体を動かす習慣をつけましょう。

おわりに

疲労と無縁の生活を送れる人はいません。人間は（というより生物は)、起きて生活している限り、大なり小なり疲れをため込んでいきます。だから、毎日眠るのです。

過度に疲れをため込まないように、疲れてもなるべく早く回復できるように、本書では100冊の健康書から厳選した情報に、私自身の知識も添えて、回復法と疲れにくい体をつくる方法をたくさん紹介してきました。

一つでもいいので、「今日から生活に取り入れてみよう！」というものは見つかったでしょうか？

健康は、日々の生活習慣の積み重ねでつくり上げられていくものなので、この本をきっかけに、何か一つでもよい習慣が増えれば、著者としてはうれしい限りです。

疲れたなと思ったとき、ちょっとした不調を感じたとき、その都度、その専門の先生に相談できればいいですが、なかなかそうはいきませんよね。そういうときに一つの助けになるのが健康書です。だからこそ、世の中には健康書がたくさんあるのでしょう。

ただ、医学は日進月歩で進化していくので、なかには、情報がアップデートされていないものもあります。あるいは、逆にまだ「真実」とはいえない情報を先走って伝えてしまっているものもあります。だから、数多ある健康情報のなかから取捨選択していく視点も必要になります。

この本では、疲労回復の専門家としての視点で、みなさんに知っておいてほしい有益な情報を集めました。日々の生活に役立てるのはもちろん、いろいろな健康情報に接した際の判断の足がかりにしていただければと思います。

最後に、本文で紹介させていただいた100冊の健康書の関係者の方々には、今回掲載にご了承いただき、心より感謝申し上げます。おかげさまで私自身も、食、飲酒、睡眠、入浴、ダイエット、運動と、いろいろな観点で「回復」についてあらためて考えるいい機会になりました。

読者のみなさんが自分に合った回復法を身につけて、昨日よりも今日、今日よりも明日と軽やかに過ごせますよう、願っています。まずは、本を閉じて、目もつむって、しばらくの間、外からの情報を遮断して自律神経を休ませてあげましょう。脳を休ませてあげること。それが回復の基本です。

梶本修身

梶本修身

東京疲労・睡眠クリニック院長。医師・医学博士。大阪大学大学院医学研究科修了。2003年より産官学連携「疲労定量化及び抗疲労食薬開発プロジェクト」研究統括責任者。自らプログラム作成したニンテンドウDS『アタマスキャン』は30万枚を超えるベストセラーとなり、脳年齢ブームを起こす。著書に『すべての疲労は脳が原因Ⅰ・Ⅱ・Ⅲ』(集英社)、『寝ても寝ても疲れがとれない人のためのスッキリした朝に変わる睡眠の本』(PHP研究所)などがある。『ホンマでっか!?TV』ほか、『ためしてガッテン』、『世界一受けたい授業』、『林修の今でしょ講座』など、TVやラジオにも多数出演。

装丁・本文デザイン／相原真理子
DTP／坂巻治子
構成／橋口佐紀子
編集協力／岡田直子（ヴュー企画）
イラスト／水谷慶大
校正／深澤晴彦
協力／株式会社オフィス・トゥー・ワン
編集統括／吉本光里（ワニブックス）

疲労回復の専門医が選ぶ
健康本ベストセラー100冊
「すごい回復」を１冊にまとめた本

著　者　梶本修身

2023年4月10日　初版発行

発行者　横内正昭
編集人　青柳有紀

発行所　株式会社ワニブックス
〒150-8482
東京都渋谷区恵比寿4-4-9　えびす大黑ビル
ワニブックスHP　http://www.wani.co.jp/
WANI BOOKOUT　http://www.wanibookout.com/
ワニブックスHP http://www.wani.co.jp/
（お問い合わせはメールで受け付けております
HPより「お問い合わせ」へお進みください）
※内容によりましてはお答えできない場合がございます。

印刷所　凸版印刷株式会社
製本所　ナショナル製本

定価はカバーに表示してあります。
落丁本・乱丁本は小社管理部宛にお送りください。送料は小社負担にてお取替えいたします。ただし、古書店等で購入したものに関してはお取替えできません。
　ISBN 978-4-8470-7289-5